Barbara Wurzel

Gesund abnehmen nach dem
Blutgruppenplan

Abgestimmte Gerichte für die unterschiedlichen Stoffwechsel-
vorgänge der Gruppen 0, A, B und AB

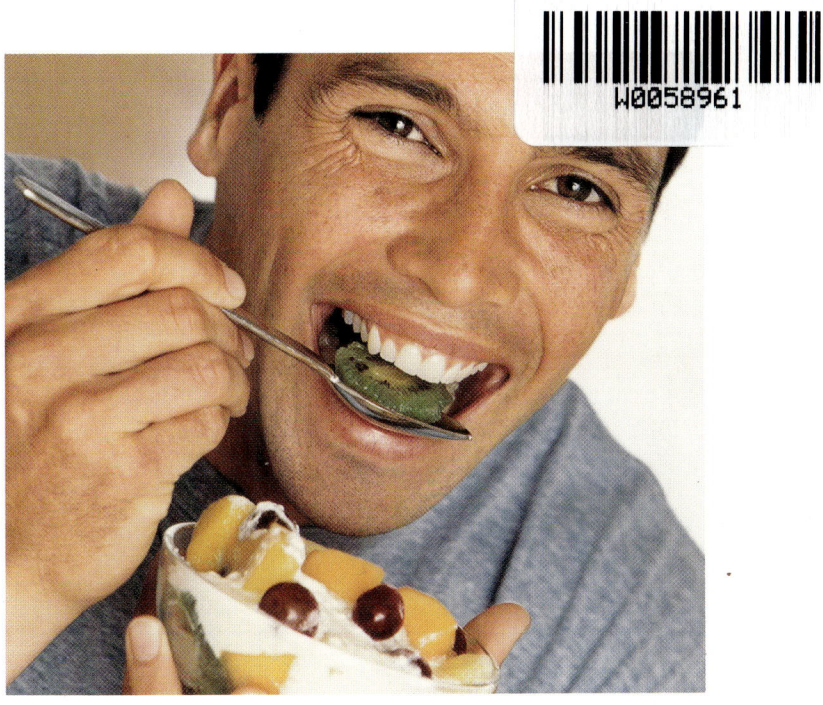

Südwest

Inhalt

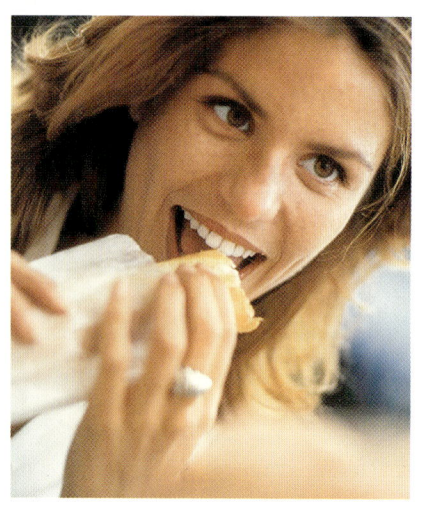

Abnehmen nach dem Blutgruppen-plan macht Spaß und der Genuss kommt dabei nicht zu kurz.

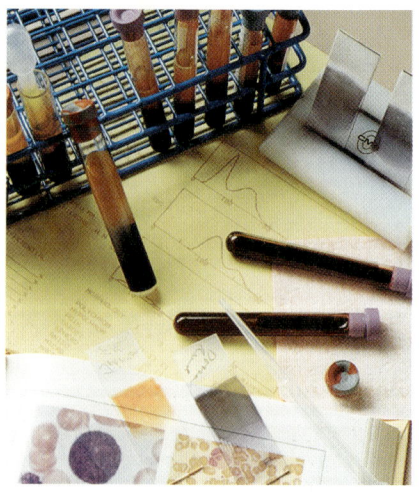

Die Bestimmung der eigenen Blu gruppe ist der erste Schritt, um sich blut-gruppenge-recht zu ernähren.

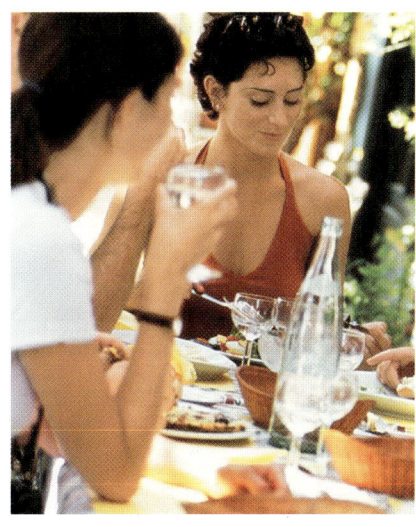

Abnehmen nach dem Blutgruppenplan ist auch in Gemeinschaft möglich und ist daher besonders erfolgreich.

Ausgewählte Rezepte

Viele Rezepte sind für alle Blutgruppen geeignet, wie dieser köstliche Spinatsalat.

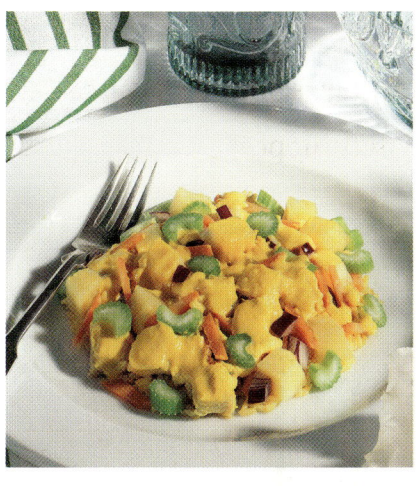

Abnehmen und dabei genießen: Das Lamm-Curry macht's möglich.

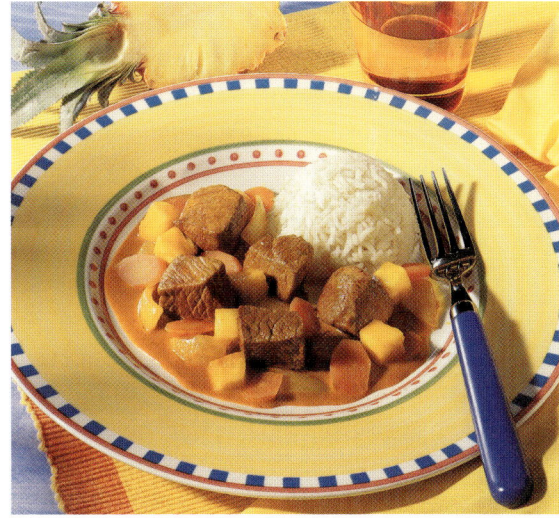

Vorwort

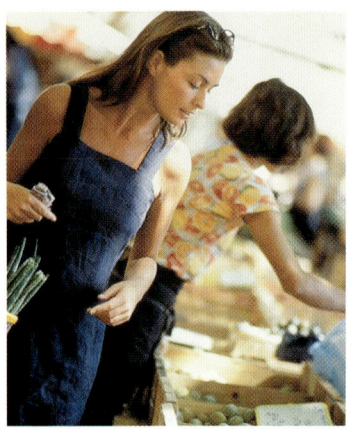

Die AB0-Diät (A-B-Null-Diät) ist eine spezielle Ernährungswei-se, abgestimmt auf die einzelnen Blutgruppen, die wir Men-schen haben. Leider muss das griechische Wort »Diät« heute für jede Methode zum Abspecken herhalten, sei sie auch noch so kurzlebig und fragwürdig. Dabei bedeutet »Diät« im eigent-lichen Wortsinn nichts weiter als Lebensweise. Da die Diät be-reits eine der tragenden Säulen der klassischen Medizin der Antike darstellte, sollte die Lebensweise natürlicherweise der Gesundheit zuträglich sein. Also erweiterte sich der Begriff »Diät« zu der Bedeutung: gesunde Lebens- und damit auch Er-nährungsweise. Dieses dürfte auf die so genannten Mode-Diä-ten eher selten, wenn überhaupt, zutreffen.

Nahrung als Medizin

Der Forderung des griechischen Arztes Hippokrates aus dem 5. vorchristlichen Jahrhundert: »Lass Nahrung Deine Arznei sein und Arznei Deine Nahrung!« scheinen die Prinzipien der AB0- beziehungsweise Blutgruppen-Diät nahezu ideal entgegen zu kommen. Denn bei dieser Ernährungsform geht es unter anderem darum, das Immunsystem zu stärken. Zudem soll be-stimmten, durch die spezielle Blutgruppe geprägten Krankheits-anfälligkeiten mit gezielter Nahrungsmittelauswahl vorgebeugt werden. Der Pionier der Blutguppen-Diät, der amerikanische Arzt und Naturheilmediziner Dr. Peter d'Adamo empfiehlt, sich nach seinen speziellen Empfehlungen für die einzelnen Blut-gruppen zu richten. So kann man nicht nur vielen häufig auftre-tenden Infektionen aus dem Weg gehen, sondern das Risiko zu erkranken insgesamt vermindern, den Alterungsprozess zumin-dest verlangsamen und zu guter Letzt auch noch etwa vorhan-denes Übergewicht abbauen.

Der Zusammenhang zwischen Ernährung und Wohlbefinden beziehungsweise Gesundheit ist heute unumstritten. Mehr und mehr setzt sich aber die Erkenntnis durch, dass es keine allgemeingültige Idealdiät geben kann, die für alle gleichermaßen gilt und allen gut tut. Kein Wunder, dass viele Menschen den Blutgruppenplan als echte Chance sehen, Individualität und gesunde Ernährung für sich auf einen Nenner zu bringen.

Die Differenzierung nach der Blutgruppenzugehörigkeit gibt uns endlich eine einleuchtende Antwort auf die Frage, warum eine als gesund propagierte Ernährung längst nicht allen Menschen gleichermaßen gut tut.

Blut ist ein ganz besonderer Saft

Das Blut erfüllt zahlreiche lebensnotwendige Funktionen in unserem Organismus. Neben der Regelung des Temperaturhaushalts sorgt es beispielsweise für die Bekämpfung von Krankheitserregern, für die Entgiftung des Körpers und eben auch für die Ernährung jeder einzelnen Zelle. Nur durch den ständigen Blutstrom funktioniert der Stoffwechsel, werden Nährstoffe, Baustoffe, Mineralien und Vitamine im Organismus verteilt und Abfallstoffe aus dem System wieder abtransportiert. Einleuchtend also, dass unser Blut in direkter Beziehung zu unserer Ernährung beziehungsweise der Umwandlung und Verwertung unserer Nahrung steht. Wer sich mit der Blutgruppen-Diät beschäftigt, wird erkennen, dass Peter d'Adamo uns mit seinen Empfehlungen, die unter anderem auf jahrzehntelangen Beobachtungen seines Vaters James d'Adamo aufbauen, eine in sich schlüssige ganzheitliche Ernährungsweise anbietet, die gleichwohl den individuellen Unterschieden der Menschen, hier im Hinblick auf die einzelnen Bluttypen, Rechnung trägt.

Welche Nahrungsmittel für welche Blutgruppe?

Nach der Blutgruppen-Diät gibt es Nahrungsmittel, die für den einen Typ gut, für den anderen nicht empfehlenswert sind. Doch die Rezepte in diesem Buch zeigen, dass Menschen unterschiedlicher Bluttypen durchaus problemlos nach den Vorgaben der AB0-Diät miteinander essen und genießen können.

Das Blutgruppensystem

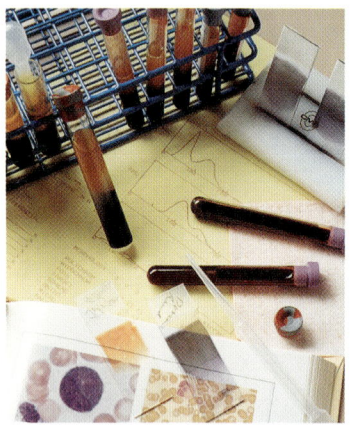

Die Blutgruppe, die Grundlage für die Ernährung nach dem Blutgruppenplan ist, wird in medizinischen Labors anhand der Reaktion zwischen Antigenen und Antikörpern im Blut bestimmt.

Die Blutgruppe ist genetisch festgelegt. Anhand von genetischem Material aus archäologischen Fundstätten, wie beispielsweise Gräbern, lässt sich die Blutgruppenzugehörigkeit unserer Vorfahren bestimmen.

Die gesamte Bevölkerung der Erde lässt sich in die vier Blutgruppen 0, A, B und AB einteilen. Jeder Mensch behält seine von Geburt an genetisch festgelegte Blutgruppe zeitlebens; sie ist also für immer und ewig unveränderlich. Bestimmend für die Einteilung in die vier Blutgruppen ist das Vorhandensein beziehungsweise das Fehlen spezieller Erkennungszeichen, der Antigene A und B (siehe Grafik Seite 11), auf der Zellwand der roten Blutkörperchen.

0 (Null) ist die älteste und auch die mengenmäßig wichtigste Blutgruppe auf der ganzen Welt. In der Reihenfolge der Häufigkeit folgt Typ A, der sich etwa um 25 000 v. Chr. zu entwickeln begann. Typ B wiederum wird von der Forschung ungefähr 10 000 Jahre jünger eingestuft als A. Und AB, die seltenste und jüngste Blutgruppe, entstand nach wissenschaftlicher Meinung wohl erst vor rund 1000 Jahren. Die Herausbildung der einzelnen Blutgruppen wird als genetische Anpassung an veränderte Lebens- und Umweltbedingungen beschrieben, die auf dem Weg der Mutation vor sich ging, dem nach Darwin so genannten Prinzip vom »Überleben des Stärksten«. Demnach spiegelt diese Entwicklung auch die Menschheitsgeschichte wider.

Die verschiedenen Blutgruppen

Blutgruppe 0 (Null) – der Jäger und Sammler

Die Urmenschen werden nach der Art ihrer Nahrungsbeschaffung als Jäger und Sammler klassifiziert. Peter d'Adamo, der geistige Vater der Blutgruppen-Diät, bezeichnet den Angehörigen des Typs 0 als starken, selbstbewussten und durchsetzungskräftigen Jäger, ausgestattet mit robuster Verdauung, starkem

Immunsystem und natürlicher Abwehrkraft gegen Infektionen. Als Jäger ist Typ 0 der geborene Fleischesser, der mit dem klar kommen musste, was ihm vor die Keule kam.

Blutgruppe A – der Bauer

Wie die moderne Wissenschaft nach dem heutigen Erkenntnisstand annimmt, stand die Wiege der Menschheit in Afrika. Als die afrikanischen Wildbestände dezimiert waren, haben die Menschen nach und nach auch die anderen Kontinente besiedelt, um ausreichend Nahrung für alle zu finden und zu sichern. Mit der allmählichen Umstellung auf eine sesshaftere, agrarische Lebensweise wird die Entstehung der Blutgruppe A in Verbindung gebracht. Landwirtschaft, Viehzucht und gemeinsames Siedeln brachten eine grundlegende Veränderung der Ernährungsweise mit sich. Diese führte auch zu einer entsprechenden Anpassung im Verdauungs- und Immunsystem der Menschen. Der A-Typ gilt als der natürliche Vegetarier. Sein Verdauungstrakt ist empfindlich und auch sein Immunsystem ist im Vergleich zu Typ 0 anfälliger.

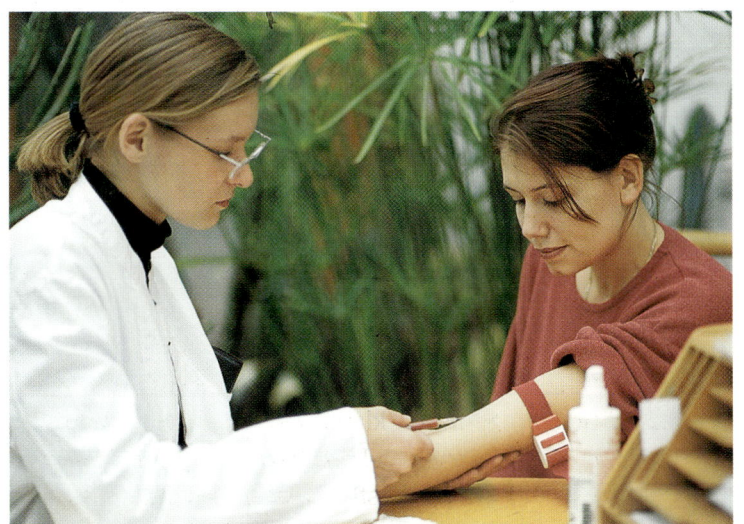

Durch einen Bluttest können Sie Ihre Blutgruppe bestimmen lassen. Kostenlos erfahren Sie Ihre Blutgruppe, wenn Sie Blut spenden, z. B. bei den Blutspendeaktionen des Roten Kreuzes. Dort erhalten Sie dann einen Blutspenderausweis mit dem Eintrag Ihrer Blutgruppe.

Blutgruppe B – der Nomade

Nach dem heutigen Stand der Forschung stammt der B-Typ ursprünglich aus dem Himalaja-Hochland. Er bildete sich auf der Basis einer nicht sesshaften Lebensweise heraus, das heißt, die Menschen in diesem Gebiet Asiens wanderten im Laufe ihres Lebens mit Hab und Gut immer weiter. Lebensgrundlage dieser Nomaden war die Domestizierung von Wildtieren und die Viehhaltung. Das würde auch die ausbalancierte Verträglichkeit sowohl von Fleisch als auch von Milchprodukten durch den B-Typ erklären. Er reagiert besonders flexibel auf Ernährungs- und Umweltveränderungen und verfügt über eine ausgeprägte Widerstandskraft gegen Krankheitserreger.

Blutgruppe AB – der moderne Mensch

In europäischen Gräbern aus der Zeit vor 900 n. Chr. haben die Forscher bislang keine Nachweise für das Vorhandensein der Blutgruppe AB gefunden.

Unter 5 Prozent weltweit liegt bislang der Anteil der Menschen mit dieser jüngsten aller vier Blutgruppen. Ihr Entstehen wird mit der Vermischung des B- mit dem A-Typ erklärt. Nach Peter d'Adamo vereint der AB-Typ die Vorzüge sowohl von A als auch B in sich. Demnach erweist sich der AB-Typ mit seinem toleranten Immunsystem als geradezu bestimmt für die heutigen Lebensbedingungen. Der AB-Typ ist also demzufolge der moderne Mensch, der an die heutige Zeit am besten angepasst ist und ihr am meisten entspricht.

Die Verteilung der Bluttypen in Mitteleuropa

Statistisch betrachtet weisen 38 Prozent aller Mitteleuropäer die Blutgruppe 0 auf. 42 Prozent haben Bluttyp A. 13 Prozent werden dem B-Typ zugerechnet und lediglich 7 Prozent gehören zum Bluttyp AB. Wie die folgende Tabelle zeigt, variiert die Verteilung bereits zwischen Deutschland, Österreich und der Schweiz. Andere Länder und Kontinente zeigen zum Teil signifikant andere Verteilungen der Blutgruppen.

Die prozentuale Verteilung der Blutgruppen

	Deutschland	Österreich	Schweiz
Blutgruppe 0	41%	37%	41%
Blutgruppe A	43%	41%	47%
Blutgruppe B	11%	15%	8%
Blutgruppe AB	5%	7%	4%

(Quelle: Rotes Kreuz)

Die Zusammensetzung des Blutes

Vier bis sechs Liter Blut (sechs bis acht Prozent des Körpergewichts) werden durch die unermüdliche Leistung des Herzens ständig durch unseren Körper gepumpt. Dieser Lebenssaft sorgt für den Transport von Sauerstoff, Kohlendioxid, Nährstoffen sowie Abfallstoffen, regelt Temperatur, pH-Wert und Elektrolytkonzentration. Und er ist zuständig für das hochspezialisierte Abwehr- beziehungsweise Immunsystem unseres Organismus. Blut besteht aus Blutplasma, dem flüssigen Anteil, und Blutkörperchen als festen Blutbestandteilen.

Ein Verlust von zwei bis zweieinhalb Litern des ganz besonderen Safts, wie er bei Unfällen oder Operationen vorkommen kann, ist bereits lebensbedrohlich.

Die Blutkörperchen

• Die roten Blutkörperchen (Erythrozyten) machen mengenmäßig den größten Teil der Blutkörperchen aus. Sie tragen auf ihrer Zellwand auch das Merkmal der jeweiligen Blutgruppe. Ihr roter Farbstoff Hämoglobin ist Träger des Sauerstoffs.

• Die weißen Blutkörperchen (Leukozyten) sind zuständig für die Abwehr von Fremdstoffen und Krankheitserregern. Nur zehn Prozent von ihnen zirkulieren ständig im Blut, der Rest wartet abrufbereit im Gewebe und im Knochenmark.

• Die Blutplättchen (Thrombozyten) sorgen für Blutgerinnung.

Das Immunsystem

Das Immunsystem dient in erster Linie der Abwehr körperfremder Substanzen.

Der Mensch kommt täglich mit einer Vielzahl von Substanzen in Kontakt. Ob diese für ihn schädlich oder nützlich sind, das entscheidet das Immunsystem. Körperfremde Substanzen werden von ihm abgewehrt. Dazu gehören so schädliche Angreifer wie Bakterien, Viren, Parasiten und Pilze, aber auch die Antigene konträrer Blutgruppen. Das Immunsystem besteht aus zwei Bereichen: der angeborenen und der erworbenen Immunität. Die angeborene Immunität bildet die erste Abwehr. Zu diesem System gehören unter anderem eine gesunde Haut, voll funktionsfähige Schleimhäute sowie spezielle Bakterien im Darm. Die erworbene Immunität dagegen basiert sozusagen auf Gedächtnistraining, denn sie reagiert auf bereits bekannte Stoffe mit immer größerer Leistung. Sie erfolgt durch spezialisierte weiße Blutkörperchen, die im Knochenmark produziert werden.

Antikörper contra Antigene

Antikörper sind Eiweißverbindungen, die die einzigartige Fähigkeit besitzen ausschließlich mit dem Antigen zu reagieren, das für ihre Produktion verantwortlich ist.

Während das unspezifische Abwehrsystem beim Auftauchen von Feinden sofort in Aktion tritt, braucht das spezifische Abwehrsystem eine gewisse Anlaufzeit, arbeitet dann aber dafür um so effektiver. Es produziert unter anderem so genannte Antikörper, die körperfremde Stoffe, die Antigene, gezielt angreifen und vernichten. Diese Antikörper sind exakt auf die jeweiligen Antigene zugeschnitten, Antigen und Antikörper passen so präzise zusammen wie Schloss und Schlüssel. Man nennt ihre Reaktion, also das Einschnappen von Schloss und Schlüssel, in der Medizin den Antigen-Antikörper-Komplex.

Die Entdeckung der Blutgruppen

Der österreichische Arzt Karl Landsteiner veröffentlichte Anfang des 20. Jahrhunderts seine bahnbrechenden Forschungsergebnisse, auf denen das so genannte AB0-System beruht. Dieses teilt die Menschen in die vier Blutgruppen 0, A, B und AB ein, deren Blut zum Teil Antikörper gegen das Blut anderer Blutgruppen enthält. Landsteiner hatte entdeckt, dass die unterschiedlichen Blutgruppen teilweise miteinander unverträglich sind. Und er hatte damit endlich die wissenschaftliche Erklärung dafür geliefert, warum es bis dato bei Blutübertragungen häufig zu tödlichen Abstoßungsreaktionen gekommen war. Die Patienten erlitten schwere Schädigungen, denn es kam zu einem allergischen Schock mit Kreislauf- und Nierenversagen.

Auf der Zellwand der roten Blutkörperchen befinden sich nämlich spezielle Erkennungszeichen, die den Charakter eines Antigens besitzen und die jeweilige Blutgruppenzugehörigkeit bestimmen. Kommt das Blut unterschiedlicher Blutgruppen zusammen, so läuft bei bestimmten Konstellationen die bereits beschriebene Antigen-Antikörper-Reaktion ab. Das heißt, die fremden Antigene verursachen den Einsatz spezieller Antikörper, die die bedrohlichen Eindringlinge gezielt bekämpfen. Auf diesem Grundprinzip beruht übrigens unser gesamtes Immunsystem.

Landsteiner erhielt für seine Entdeckung im Jahr 1930 den Nobelpreis für Medizin.

Die Blutgruppen-Antikörper gehören zu den stärksten Antikörpern überhaupt. Und: Sie werden nicht erst bei Bedarf produziert, sondern uns schon mit in die Wiege gelegt.

AB0-Blutgruppensystem

Schematische Darstellung der Antigene und Antikörper

Antigen am Erythrozyt	Antikörper im Plasma
A	Anti-B
B	Anti-A
AB	keine
0	Anti-A / Anti-B

Wie diese Grafik zeigt, passen Antigene und Antikörper zusammen wie Schlüssel und Schloss.

Bestimmung im Labor

Der so genannte Rhesus-faktor (Rh+ beziehungsweise Rh-), der für Bluttransfusio-nen eine entscheidende Rolle spielt, ist für die Ernährung nach dem Blutgruppenplan nicht von Bedeutung.

Die jeweiligen Blutgruppen werden nach den Blutgruppen-Anti-genen benannt, die den roten Blutkörperchen wie verschiedene Mäntelchen umgehängt sind. Die roten Blutkörperchen der Blutgruppe A haben demzufolge das Antigen (oder Mäntelchen) A, die des B-Typs das Antigen B, der AB-Typ hat gleich zwei An-tigene, A und B, aufzuweisen und der 0-Typ dafür null, also gar keine, wie auf der Abbildung auf Seite 11 zu ersehen ist. Wissen-schaftlich bestimmt werden die Blutgruppen im Labor, anhand der Reaktion zwischen Antigenen und Antikörpern auf dem Ob-jektträger. Bei Unverträglichkeit der Blutgruppen kommt es zur Verklumpung, ein Vorgang, der in der medizinischen Fachspra-che mit dem lateinischen Wort »Agglutination« bezeichnet wird. Diese Tests werden unter strenger Kontrolle durchgeführt und immer durch Gegenproben nochmals getestet, um auf Nummer Sicher zu gehen.

Wie Sie Ihren Bluttyp erfahren können

Es ist in jedem Fall empfehlenswert, seine Blutgruppenzu-gehörigkeit zu kennen und einen entsprechenden Nach-weis mit den Personalpapieren bei sich zu haben. So kann im Falle eines Unfalls oder Notfalls von seiten des medizi-nischen Fachpersonals schneller reagiert werden. Wenn Sie Ihre Blutgruppe jedoch noch nicht wissen, empfiehlt es sich, Blut zu spenden, etwa bei den Blutspendeaktionen des Roten Kreuzes. So profitieren Sie gleich doppelt, denn wenn Sie Ihr Blut für Notfälle zur Verfügung stellen, wird Ihr Bluttyp unentgeltlich bestimmt und Sie erhalten einen Blutspenderpass mit dem Eintrag Ihrer Blutgruppe. Tragen Sie den Ausweis, wenn möglich, immer bei sich. Sollten Sie schwanger oder bereits Mutter sein, so finden Sie den entsprechenden Eintrag übrigens im Mutterpass.

Wer kann wem Blut spenden?

Menschen der selben Blutgruppe können sich natürlich gegenseitig problemlos Blut übertragen lassen. Denn gegen die eigenen Antigene bildet eine Blutgruppe aus schierem Selbsterhaltungstrieb naturgemäß keine Antikörper, es kommt also nicht zu einer Agglutination der roten Blutkörperchen. Ansonsten gibt das AB0-System logisch vor, welche Bluttypen miteinander harmonieren beziehungsweise sich gegenseitig abstoßen.

In der Regel werden heutzutage Transfusionen nur zwischen den jeweils gleichen AB0-Blutgruppen vorgenommen.

A-Typ und B-Typ

Blut der Gruppe A enthält Antikörper gegen B-Antigene, was zur Folge hat, dass Blut der B-Gruppe vom A-Typ abgestoßen wird. Wenn also Typ B an A Blut spendet, verklumpt das Blut, weil die Antikörper im A-Blut die B-Antigene angreifen. Umgekehrt verhält es sich genauso. Das bedeutet also, dass zwischen Menschen vom A-Typ und vom B-Typ kein Blut ausgetauscht werden darf.

AB-Typ – der universelle Empfänger

Das Blut dieses Typs enthält weder Antikörper gegen A noch gegen B und ist dem entsprechend das universelle Empfängerblut. Da es aber sowohl A- als auch B-Antigene enthält, die die entsprechenden Antikörper aktivieren, wird es von allen anderen Blutgruppen abgestoßen. Es eignet sich also als Spenderblut ausschließlich für die eigene Blutgruppe.

0-Typ – der universelle Spender

Blut der Blutgruppe 0 enthält Antikörper sowohl gegen A- als auch gegen B-Antigene. Daraus folgt, dass das Blut aller anderen Blutgruppen abgestoßen wird, der 0-Typ also nur Blut der eigenen Blutgruppe empfangen kann. Da sein Blut wiederum aber weder A- noch B-Antigene aufweist, also keinerlei Antigen-Antikörper-Reaktionen provoziert, stellt dieser Bluttyp das universelle Spenderblut dar.

Zusammenhang Bluttyp – Ernährung

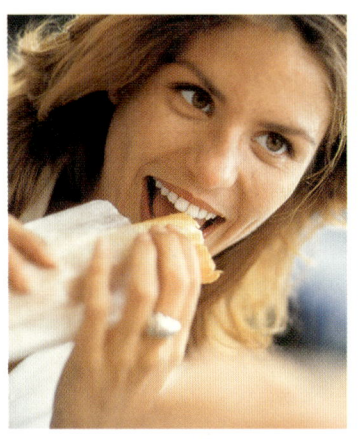

Nicht alle Lebensmittel sind für alle Bluttypen gleich gut geeignet. Getreideprodukte z. B. werden am besten von Menschen mit den Blutgruppen A, B oder AB vertragen, während für 0-Typen Getreide nicht empfehlenswert ist.

Die Antwort auf viele Fragen kam aus dem Alltag einer Arztpraxis. Durch genaues Beobachten und die entsprechenden Schlussfolgerungen entstanden die Vorschläge für den Blutgruppenplan.

Die Empfehlungen der AB0-Diät beruhen auf der Beobachtung, dass bestimmte Nahrungsmittel von den einzelnen Bluttypen unterschiedlich vertragen werden. Warum das so ist? Kurz gesagt aus folgendem Grund: Das Immunsystem bildet Antikörper (siehe Seite 10) auch gegen bestimmte Nahrungsmittel. Und gegen welche Nahrungsmittel sich das körpereigene Abwehrsystem richtet, eben das variiert von Bluttyp zu Bluttyp.

Was ein amerikanischer Arzt beobachtete

Der Vater von Peter d'Adamo, James d'Adamo, ebenfalls naturheilkundlich ausgerichteter Arzt, hatte in seiner Praxis über Jahrzehnte sehr interessante Beobachtungen gemacht. Er bemerkte einen Zusammenhang zwischen bestimmten Bluttypen und deren Ernährung sowie der Anfälligkeit für bestimmte Krankheiten. Was dem einen bekam, tat einem anderen noch lange nicht gut. Aus diesen Beobachtungen schloss er intuitiv, dass sich im Blut, als der grundlegenden Nahrungsquelle sämtlicher Zellen, eine Erklärung für diese Unterschiede finden lassen müsste. Also bestimmte er die Blutgruppen seiner Patienten, schlug ihnen entsprechende Ernährungsweisen vor und zog daraus seine Rückschlüsse, die er 1980 unter dem Titel »One Man's Food« in Buchform der Öffentlichkeit vorlegte. So empfahl er beispielsweise Patienten der Blutgruppe A wenig tierisches Eiweiß, sondern stattdessen Soja und Tofu zu essen und nur leichte Sportarten zu betreiben. Patienten des Typs 0 dagegen wurden angehalten, Fleisch zu essen und sich viel körperlich zu bewegen. Beide Gruppen fühlten sich wohler, frischer und energiegeladener als mit einer anderen Kost.

Intuition wissenschaftlich untermauert

Sohn Peter forschte während seines Studiums nach wissenschaftlichen Erklärungen für diese Zusammenhänge und wurde schließlich fündig. Er stieß auf Forschungsergebnisse, mit denen sich belegen ließ, dass zahlreiche Nahrungsmittel für manche Bluttypen ähnliche Eigenschaften aufweisen wie die bereits beschriebenen Blutgruppen-Antigene. Ihre Wirkung beruht auf dem Vorhandensein bestimmter Substanzen, die als »Lektine« bezeichnet werden. Diese Proteine sind in der Lage, spezifisch mit bestimmten Strukturen anderer Zellen, etwa den roten Blutkörperchen, zu reagieren und diese dabei zu binden oder querzuvernetzen. Mit vergleichbaren Folgen: Sie bringen die Blutzellen zum Verklumpen (Agglutinieren) und haben dadurch Einfluss sowohl auf die Bekömmlichkeit der Nahrung als auch auf das Entstehen bestimmter Krankheitsbilder. Und: Was der einen Blutgruppe schadet, kann für eine andere sogar von Nutzen sein. Das bereits hundert Jahre alte AB0-System liefert uns also eine sehr einleuchtende Erklärung auf die Frage, warum es keine Idealdiät für alle geben kann.

Etwa 5 Prozent der Nahrungsmittel-Lektine gelangen durch die Verdauung ins Blut. Schon eine winzige Menge von ihnen kann eine Massenverklumpung der Blutzellen auslösen, wenn sie spezifisch auf die jeweilige Blutgruppe wirken.

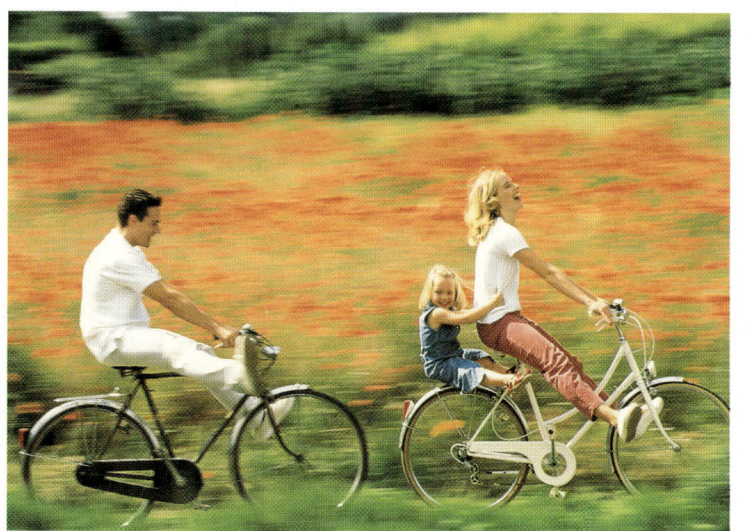

Besonders Menschen mit der Blutgruppe 0, die Nachkommen der urzeitlichen Jäger, sollten sich viel körperlich bewegen. A-Typen hingegen wird nur leichter Sport, beispielsweise eine kleine Fahrradtour, empfohlen.

Antigene in Nahrungsmitteln

Lektine können also, wenn sie vom Abwehrsystem als feindlich eingestuft werden, die gleichen Reaktionen auslösen wie die Antigene der Blutgruppen. Sie provozieren die Produktion spezifischer Antikörper, die die Angreifer gezielt unschädlich machen. Das bedeutet konkret: Die Reaktion von bestimmten Lektin-Antigenen mit entsprechenden Antikörpern führt zur Verklumpung oder Zerstörung der Blutzellen, mit möglichen negativen Folgen für den Organismus. Da auch Nahrungsmittel bestimmte Lektine enthalten, die für den einen Bluttyp schädliche, für einen anderen dagegen vielleicht geradezu gesundheitsfördernde Auswirkungen haben, liegt hier der Schlüssel zur Erklärung des Zusammenhangs zwischen Blutgruppenzugehörigkeit und Ernährung. Der Mensch kann sich – nach Peter d'Adamos Interpretation sowohl der Forschungsergebnisse als auch der Beobachtungen in der Praxis – je nach Auswahl seiner Nahrungsmittel entweder gesund oder krank essen.

Die Wirkung schädlicher Lektine

Je nachdem welcher Blutgruppe man angehört, kann sich die Aktivität bestimmter Nahrungsmittel-Lektine negativ auf den gesamten Organismus auswirken, indem sie etwa Entzündungen der Darmschleimhaut hervorruft.

Abhängig von der jeweiligen Blutgruppe, kann sich der Einfluss der schädlichen Lebensmittel-Lektine beeinträchtigend auf bestimmte Körperprozesse auswirken. Sie vermögen nach Peter d'Adamo folgende Störungen im Organismus hervorzurufen:
- Entzündungen der Schleimhäute des Magen-Darm-Trakts
- Blähungen und insgesamt Behinderungen des Verdauungsprozesses
- Verlangsamung der Stoffwechselprozesse, mit der Folge einer eingeschränkten Umsetzung der aufgenommenen Kalorien in Energie (kann Ursache für Übergewicht und Erschöpfung sein)
- Behinderung der Nährstoffaufnahme durch den Organismus
- Beeinträchtigung der Insulinproduktion
- Disharmonien des Hormonhaushalts (kann etwa zu Wassereinlagerungen und Schilddrüsenerkrankungen führen).

Nachweis für die schädliche Wirkung bestimmter Nahrungsmittel

Mit einer als »Indikan-Test« bezeichneten Urinuntersuchung lässt sich feststellen, wie sehr der Darm mit Fäulnisprodukten belastet ist. Nimmt man regelmäßig Nahrungsmittel mit schädlichen Lektinen zu sich, die demzufolge vom Organismus nicht richtig verdaut werden, so schlägt sich das in einem hohen Wert auf der Indikan-Skala nieder. Verzichtet man dagegen auf derartige Nahrungsmittel, so zeigt sich dies auch am entsprechend niedrigen Wert auf der Skala. Ein einfacher Nachweis also, den jedes medizinisch-technische Labor durchführen kann. Wenn Sie sich zwei Wochen lang konsequent an Ihre Typ-Diät halten, sollte sich der Erfolg auch anhand des Indikan-Tests nachweisen lassen.

Die Werte auf der Indikan-Skala bewegen sich zwischen 0 und 4. Ein Wert von $2\frac{1}{2}$ würde bereits auf eine ernsthafte Störung der Verdauungsprozesse hindeuten.

Die Grundlagen der ABO-Diät

Wie gesagt, wirken sich manche Nahrungsmittel auf die einzelnen Bluttypen unterschiedlich aus. Was für den einen Typ ein Heilmittel ist, kann für einen anderen wie Gift wirken oder einfach ein neutrales Nahrungsmittel sein. Unterschieden werden die Nahrungsmittel für die jeweiligen Blutgruppen wie folgt:

• Empfehlenswert = sie sind der Gesundheit förderlich

• Problematisch = sie sind der Gesundheit abträglich, ja sie können sogar wie Gift wirken

• Neutral = es sind verträgliche Nahrungsmittel, die zu einer ausgewogenen Ernährung beitragen.

Die neutralen Nahrungsmittel werden in diesem Buch nicht separat aufgelistet. Sie können davon ausgehen, dass Nahrungsmittel, die nicht in den »Giftlisten« für die einzelnen Blutgruppen aufgeführt sind, zu den verträglichen Nahrungsmitteln gehören und nach Belieben gegessen werden können.

Essen wie unsere Vorfahren

Die praktischen Erfahrungen mit der Blutgruppen-Diät zeigen, dass diejenigen Nahrungsmittel, die schon in grauer Vorzeit den Vorfahren als Hauptnahrung dienten, ihren Blutgruppen-Nachfahren auch heute noch am besten bekommen. Natürlich mit zeitgemäßen Abstrichen, als Tribut an die veränderte Lebensweise. Gerade bei Typ 0 und A ist das besonders auffallend. Kein Wunder, da beide – der Fleischesser und der Vegetarier – nach den Empfehlungen der Blutgruppendiät speziellere Ernährungsrichtlinien befolgen sollen, als die Gemischtköstler B und AB. So entspricht die »Mittelmeer-Diät« den Menschen rund ums Mittelmeer, die zum größten Teil der Blutgruppe A angehören, sozusagen von Natur aus. Das heißt aber noch lange nicht, dass 0-Typen mit ihr gut fahren, im Gegenteil. Viele Menschen vom Typ 0, die sich aus weltanschaulichen Gründen und/oder Gesundheitserwägungen über längere Zeit vegetarisch ernährt haben, stellen fest, dass sie sich mit den nach der AB0-Diät empfohlenen Nahrungsmitteln fleischlicher Herkunft deutlich wohler fühlen als mit rein pflanzlicher Kost.

Sollten Sie bei Nahrungsmitteln, die nicht in den Listen auftauchen, unsicher sein, können Sie deren Verträglichkeit auch kinesiologisch austesten lassen.

Die AB0-Diät in der Praxis

Zum Einstieg wird empfohlen, die Richtlinien des Blutgruppenplans mindestens zwei Wochen lang konsequent zu befolgen. Wenn Sie sich nach dieser Zeit vitaler und insgesamt wohler fühlen, weniger Probleme mit der Verdauung haben, Ihr Körpergewicht sich reguliert und vielleicht sogar chronische Beschwerden wie etwa Kopfweh oder Sodbrennen zurückgehen, dann scheint die AB0-Diät für Sie genau die richtige Ernährungsweise zu sein.

Konsequente Umstellung der Ernährungsweise

Die Richtlinien konsequent zu befolgen bedeutet zwar, die problematischen Nahrungsmittel ganz wegzulassen, aber nicht

18

etwa, sich ausschließlich auf die empfohlenen zu stürzen. Ihr Organismus braucht neben den besonders gesunden unbedingt auch die neutralen Nahrungsmittel, die ihm letztlich erst eine abwechslungsreiche und ausgewogene Ernährung garantieren. Sollten Sie Gewichtsprobleme haben, so gehen Sie zusätzlich den Nahrungsmitteln aus dem Weg, die für Ihren Bluttyp als »Dickmacher« gelten.

Tipps zum Abnehmen

Peter d'Adamo gibt aus seinem Erfahrungsschatz für jeden Bluttyp Empfehlungen für Nahrungsmittel, die eine Gewichtszunahme eher fördern und solche, die das Abnehmen unterstützen können. Sie finden sie als »Tipps zum Abnehmen« neben den Ernährungslisten der Blutgruppen aufgeführt.

Wer krank ist oder chronische Beschwerden hat, sollte mit seinem Arzt oder Heilpraktiker über die Diät sprechen, bevor er damit beginnt.

Gutes und Schlechtes für alle:

Was für alle gut ist:	Was alle meiden sollten:
Brokkoli	Blauschimmelkäse
Dinkel	Distelöl
Essener Brot	Gans
Grünes Blattgemüse	Kokos
Grünkohl	Maiskeimöl
Ingwer	Meeresschnecken
Kabeljau (Dorsch)	Oliven, schwarze
Knoblauch	Räucherlachs und alles
Makrele	Geräucherte
Meerrettich	Rhabarber
Olivenöl	Schwein
Pastinaken	Speiseeis
Reis	Tomatenketchup
Sardine	
Sojaprodukte	
(Typ B in Maßen)	
Zwiebeln	

19

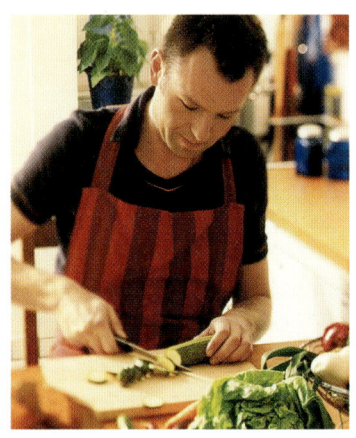

Empfehlungen für die einzelnen Blutgruppen

Blutgruppe 0

Kein Wunder, dass für die Nachkommen der urzeitlichen Jäger mit ihrem robusten Verdauungstrakt Fleisch als die wichtigste Eiweißquelle empfohlen wird. Aufgrund seines hohen Magensäurespiegels kann der 0-Typ das Fleisch gut verdauen. Allerdings muss er auch aus diesem Grund besonders vorsichtig sein mit stark säuernden Obstsorten wie etwa Orangen, Mandarinen und Erdbeeren sowie mit zuckerhaltigen Säften und Zucker überhaupt, um Magenschleimhautreizungen zu vermeiden.

Fleisch, Fisch, Getreide, Milchprodukte und Eier

Da die Lebensweise des heutigen 0-Typs sich wesentlich von der seiner Vorväter unterscheidet, sollten die blutgruppenspezifischen Fleischesser sich allerdings auf fettarme Fleischarten, das neutrale Geflügel, und bescheidene Portionen beschränken. Und diese mit den für sie gesunden Gemüse- und Obstarten kombinieren. Auch vielerlei Arten von Fisch, vor allem fettreiche Kaltwasserfische wie Hering, Makrele und Kabeljau, sind sehr bekömmlich für Typ 0. Wohingegen der Verzehr von Getreide, speziell Weizen, ihm eher Probleme macht. Wie Sie sehen werden, ist in der Liste der empfohlenen Lebensmittel keine einzige Getreidesorte aufgeführt. Zum Verdauen von Kuhmilchprodukten ist der Organismus des 0-Typs ebenfalls nicht angelegt. Dementsprechend finden sich auch in dieser Rubrik keine empfehlenswerten Nahrungsmittel. Ab und an ein Hühnerei ist dagegen nicht problematisch.

Auch wenn Menschen mit der Blutgruppe 0 Fleisch sehr gut vertragen, darf die tägliche Portion Gemüse nicht fehlen. Die Liste auf den Seiten 22 und 23 zeigt, was 0-Typen gut vertragen.

Sojamilch und Sojaprodukte wie Tofu bieten als hervorragende Eiweißquellen neutrale Alternativen zu der für Typ 0 und A problematischen Kuhmilch. Sie werden von allen Typen vertragen.

Gemüse, Obst, Gewürze und Getränke

Blattgemüse und grüne Gemüsearten sind für Blutgruppe 0 besonders bekömmlich. Und die Tomate, deren Lektine im A- und B-Blut geradezu wie Superkleber wirken, ist für den 0-Typ neutral. Dagegen wirkt sich Tomatenketchup aufgrund seiner Zusätze an Würzmitteln nachteilig aus. Wie alle anderen Bluttypen sollte Typ 0 grundsätzlich alle Kokosnussprodukte strikt meiden. Gemahlener Pfeffer, schwarzer wie weißer, sowie Essig reizen seinen Magen. Sauer Eingelegtes ist also ebenfalls tabu. Zucker und Honig schaden zwar nicht, sollten aber grundsätzlich wie bei allen anderen Blutgruppen auch, sparsam genossen werden. Als Getränke für Typ 0 kann man lediglich Wasser und Mineralwasser ohne Zusatz von Kohlensäure uneingeschränkt empfehlen. Grüner Tee ist, im Gegensatz zu Schwarzem Tee und dem stark säuernden Kaffee, erlaubt. Bier und Wein in vernünftiger Dosierung genossen gelten als unproblematisch. Bei Kräutertees ist, wie grundsätzlich für alle Typen, zu berücksichtigen, dass sie als Heilmittel immer nur in Maßen genossen werden sollten. Am besten die Teesorten regelmäßig abwechseln.

Essener Brot gibt es in Bioläden zu kaufen. Es wird auch von Typ 0 vertragen, obwohl es aus Weizen hergestellt wird. Allerdings werden dafür die Weizenkörner vorher gekeimt und dadurch die schädlichen Gluten-Lektine vernichtet.

Besonders gut verträglich für den 0-Typ sind Blattgemüse und grüne Gemüsesorten. Salat darf er allerdings nicht mit Essig würzen, da dieser seinen Magen reizt.

Typ 0: Empfehlenswerte Lebensmittel

Tipps zum Abnehmen Typ 0:
- **Schlankmacher:**
Brokkoli, Grünkohl, Fisch und Meeresfrüchte, Jodsalz, Kombualgen, Leber, rotes Fleisch, Spinat
- **Dickmacher:**
Blumenkohl, Kidneybohnen, Linsen, Mais, Rosenkohl, Weißkohl, Weizengluten.

Fleisch:

Innereien
(Herz, Leber)

Kalb

Lamm, Hammel

Rind

Wild

Fisch und Meeresfrüchte:

Flussbarsch

Hecht

Heilbutt

Hering, frisch

Kabeljau (Dorsch)

Lachs

Makrele

Regenbogenforelle

Red Snapper

Sardine

Schwertfisch

Seehecht

Seezunge

Stör

Weißfisch
(Maräne, Renke und Felchen)

Milch und Milchprodukte:

keine Empfehlungen,
Sojaprodukte als neutrale
Alternative

Öle, Fette, Nüsse und Samen:

Leinöl

Olivenöl

Kürbiskerne

Walnüsse

Getreide und Brot:

keine Empfehlungen,
Essener Brot und Dinkel
als beste neutrale
Alternative

Hülsenfrüchte:

Adzukibohnen

Augenbohnen

Pintobohnen

Gemüse:

Algen

Artischocken

Brokkoli

Typ 0: Empfehlenswerte Lebensmittel

Gemüse:

Chicorée

Grünkohl

Kohlrabi

Kürbis

Lauch

Löwenzahn

Mangold

Meerrettich

Okra

Paprikaschoten, rot

Pastinaken

Romana-Salat

Spinat

Süßkartoffeln (Bataten)

Topinambur

Weiße Rüben

Zwiebeln

Früchte und Säfte:

Feigen, frisch und getrocknet

Pflaumen, frisch und getrocknet

Ananassaft

Kirschsaft (Schwarzkirschen)

Pflaumensaft

Kräuter, Gewürze und Würzmittel:

Carob (Johannisbrotkernmehl)

Cayennepfeffer

Curry

Kombu-Algen

Kurkuma (Gelbwurz)

Petersilie

Rotalge (Dulse)

Getränke und Kräutertees:

Wasser

Bockshornklee

Hagebutte

Hopfen

Ingwer

Lindenblüte

Löwenzahn

Maulbeere

Petersilie

Pfefferminze

Rotulmenrinde

Sarsaparilla

Vogelmiere

Reis und daraus hergestellte Produkte sind für alle Blutgruppen bekömmlich. Das gilt auch für Reiswaffeln, die sich bestens für den kleinen Hunger zwischendurch eignen.

Typ 0: Problematische Lebensmittel

Nüsse und Samen enthalten sehr viel Fett und dieses belastet die Verdauung. Halten Sie sich damit also lieber grundsätzlich etwas zurück.

Fleisch:
Gans
Schwein (auch Schinken
   und Speck)

Fisch und Meeresfrüchte:
Hering, gesalzen und
   mariniert
Kaviar
Meeresschnecken
Räucherlachs
Tintenfisch (Krake)
Waller (Wels)

Milch und Milchprodukte:
Blauschimmelkäse
Briekäse
Buttermilch
Camembert
Cheddar
Edamer
Emmentaler
Frischkäse, Hüttenkäse
Gouda
Gruyère
Joghurt
Kefir
Milch (Butter neutral!)
Molke
Münsterkäse
Parmesan
Provolone
Ricotta

Schmelzkäse
Speiseeis
Ziegenmilch

Öle, Fette, Nüsse und Samen:
Erdnussöl
Distelöl
Kokosöl, -fett
Maiskeimöl
Cashewnüsse
Erdnüsse, Erdnussbutter
Kokosnüsse
Mohnsamen
Paranüsse
Pistazien

Getreide und Brot:
Buchweizennudeln
   (Sobanudeln)
Glutenhaltiges Mehl
Hafer
Mais, auch Cornflakes
Mehrkornbrot, -flocken
Pumpernickel
Weizen in sämtlichen
   Varianten, auch Hartweizenprodukte

Hülsenfrüchte:
Kidneybohnen
Linsen
Perlbohnen

Typ 0: Problematische Lebensmittel

Gemüse:
Alfalfasprossen
Auberginen
Avocados
Blumenkohl
Chinakohl
Kartoffeln
Mais
Oliven, schwarze
Rosenkohl
Rotkohl
Senfkohlblätter
Shiitakepilze
Weißkohl

Früchte und Säfte:
Brombeeren
Erdbeeren
Honigmelonen
Kantalupmelonen
Kokosnüsse
Litschies
Mandarinen
Orangen
Rhabarber
Apfelsaft, -most
Kohlsaft
Orangensaft

*Kräuter, Gewürze
und Würzmittel:*
Essig in jeder Form
Kapern

Maisstärke
Mayonnaise
Muskatnuss
Pickles
Pfefferpulver, schwarz
 und weiß
Tomatenketchup
Vanille
Zimt

*Getränke und
Kräutertees:*
Bohnenkaffee (auch
 koffeinfreier)
Cola
Getreidekaffee
Limonaden
Schwarzer Tee
Spirituosen
Alfalfa
Aloe
Enzian
Erdberblatt
Große Klette
Hirtentäschel
Huflattich
Johanniskraut
Krauser Ampfer
Maisgriffel
Rhabarber
Rotklee
Sennesblätter
Sonnenhut (Echinacea)

Dass Milch von Personen der Blutgruppe 0 so schlecht vertragen wird, hat seinen Grund: Der Verdauungstrakt der Menschen kam erst mit Milch in Kontakt, als die Jäger und Sammler sesshaft wurden und sich die Blutgruppe A entwickelte.

Blutgruppe A

Der A-Typ, als ursprünglicher Agrarier, stellt in vielem das genaue Gegenteil zum Typ 0 dar. Sein Verdauungstrakt ist empfindlich, sein Immunsystem anfällig, sein Magensäurespiegel ist niedrig. Die für ihn empfehlenswerte Ernährungsweise bietet dementsprechend das Kontrastprogramm zu der des 0-Typs: Angehörige der Blutgruppe A fahren naturgemäß mit einer rein vegetarischen Ernährung am besten. Fleischnahrung dagegen wird in ihrem Organismus als Fett gespeichert und vermindert ihre Energie, macht sie träge.

Fleisch, Fisch, Getreide, Milchprodukte und Eier

Wahrscheinlich wird es vielen Menschen vom Typ A zunächst schwer fallen, ganz auf Fleisch zu verzichten und sich ab sofort vegetarisch zu ernähren. Hier lässt sich Abhilfe schaffen, indem man den Speiseplan mit Huhn- und Putenfleisch ergänzt, das für Typ A neutral ist. Wertvolles Eiweiß zum Aufbau von Körpersubstanz kann vom Organismus von Typ A bei dieser Ernährungsweise aus den vielen empfohlenen Fischarten aufgenommen werden. Wurst und Schinken sind allerdings tabu. Der Typ A ist also im engeren Sinne kein strenger Vegetarier, sondern ein überwiegend vegetarisch lebender Mensch, der seinen Fleischkonsum stark einschränkt. Getreide ist für den A-Typ grundsätzlich bekömmlich, allerdings sollte er Weizen eher sparsam konsumieren. Milchprodukte, mit Ausnahme der gesäuerten wie Joghurt und Kefir, sind für Typ A unverträglich, Sojamilch und Tofu bieten da eine gute Alternative. Um eine bedarfsdeckende Zufuhr von Kalzium zu gewährleisten, sollte er deshalb auch auf kalziumreiche Gemüsearten wie etwa Brokkoli zurückgreifen. Gelegentlich ein Hühnerei, zum Beispiel zum Sonntagsfrühstück, kann sich Typ A ruhig schmecken lassen. Denn das Protein vom Hühnerei baut der Mensch gut zu körpereigenem Eiweiß um.

Der stark überzüchtete Weizen ist heute für viele Menschen unverträglich. Dinkel, der Urweizen, hochgelobt schon vor 1000 Jahren von Hildegard von Bingen, ist dagegen eine bekömmliche Alternative für alle Blutgruppen.

Gemüse, Obst, Gewürze und Getränke

Von Gemüse kann Typ A gar nicht genug kriegen – es bildet in jedem Fall die grüne Basis seiner Ernährung. Einige Gemüsearten sind für ihn aber problematisch, darunter die Tomate mit ihren Superkleber-Lektinen sowie die appetitlich bunten Paprikaschoten, denn sie reizen seinen Magen. Knoblauch und Zwiebeln sind allgemein für alle Menschen sehr vorteilhaft. Der A-Typ sollte sie aber in seiner Ernährung ganz besonders berücksichtigen, da sie sein schwaches Immunsystem stärken. Die meisten tropischen Früchte sind für unseren eher bodenständigen Landwirt nicht bekömmlich – da bildet die Ananas eine sicher willkommene Ausnahme. Anderes kaliumreiches Obst, beispielsweise Aprikosen und Feigen, kann den Verzicht auf Bananen ausgleichen. Bei den Getränkeempfehlungen gilt für Typ A, ebenso wie für alle anderen Typen, dass Fruchtsäfte immer mit Wasser verdünnt werden sollen. Zucker soll Typ A nur in homöopathischen Dosen zu sich nehmen und Essig gleich gar nicht. Dafür darf, ja soll er Bohnenkaffee trinken und Mineralwasser mit wenig Kohlensäure.

Tomaten beinhalten extrem wirksame Lektine, die Panhämagglutinine, die das A- und B-Blut besonders stark verklumpen und daher für diese beiden Blutgruppen tabu sind.

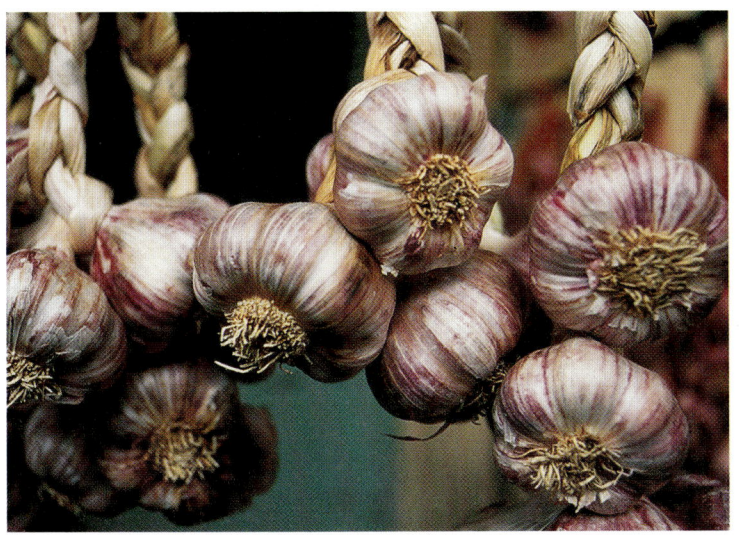

Knoblauch ist für alle Blutgruppen gut verträglich. Besonders Menschen mit der Blutgruppe A sollten reichlich Knoblauch essen, da seine wertvollen Inhaltsstoffe das Immunsystem stärken.

27

Tipps zum Abnehmen Typ A:
* **Schlankmacher:**
Ananas, Gemüse, Pflanzen-
öle, Sojaprodukte wie zum
Beispiel Sojamilch und Tofu
* **Dickmacher:**
Fleisch, Kidneybohnen,
Limabohnen, Kuhmilchpro-
dukte, Weizen im Übermaß.

Typ A: Empfehlenswerte Lebensmittel

Fleisch:
keine Empfehlungen,
Huhn und Pute neutral

Fisch und Meeresfrüchte:
Flussbarsch
Kabeljau (Dorsch)
Karpfen
Lachs (aber kein
  Räucherlachs)
Lachsforelle
Makrele
Regenbogenforelle
Red Snapper
Sardine
Seeteufel
Weißfisch (Felchen,
  Maräne, Renke)
Zackenbarsch

Milch und Milchprodukte:
keine Empfehlungen,
  Sojaprodukte als
  neutrale Alternative

*Öle, Fette, Nüsse
und Samen:*
Leinöl
Olivenöl
Erdnüsse, Erdnussbutter
Kürbiskerne

Getreide und Brot:
Amaranth
Buchweizen, -nudeln
Essener Brot
Reismehl, -waffeln
Roggenmehl
Sojabrot
Weizenkeimbrot

Hülsenfrüchte:
Adzukibohnen
Augenbohnen
Grüne Bohnen
Linsen, Berg-,
grüne, rote
Pintobohnen
Schwarze Bohnen
Sojabohnen

Gemüse:
Alfalfasprossen
Artischocken
Brokkoli
Chicorée
Grünkohl
Möhren
Knoblauch
Kohlrabi
Kürbis
Lauch
Löwenzahn

Typ A: Empfehlenswerte Lebensmittel

Gemüse:
Mangold
Meerrettich
Okra
Pastinaken
Römischer Salat (Romana)
Spinat
Topinambur
Weiße Rüben
Zwiebeln

Früchte und Säfte:
Ananas
Aprikosen
Blaubeeren
Brombeeren
Feigen
Grapefruit
Kirschen
Pflaumen, frisch und
  getrocknet
Preiselbeeren
Rosinen
Zitronen
Ananassaft
Aprikosensaft
Grapefruitsaft
Möhrensaft
Kirschsaft (Schwarzkirschen)
Pflaumensaft

Selleriesaft
Wasser mit Zitrone

*Kräuter, Gewürze
und Würzmittel:*
Gerstenmalz
Ingwer
Knoblauch
Melasse
Miso
Sojasauce

Getränke und Kräutertees:
Bohnenkaffee (auch
  koffeinfreier)
Grüner Tee
Wasser
Rotwein
Alfalfa
Aloe
Baldrian
Bockshornklee
Ginseng
Große Klette
Hagebutte
Ingwer
Johanniskraut
Kamille
Mariendistel
Rotulme
Sonnenhut (Echinacea)
Weißdorn

Knoblauch und auch Zwiebeln verfügen unter anderem über Inhaltsstoffe, die natürlichen Antibiotika gleichkommen und damit das Immunsystem unterstützen. Sie sind deshalb für alle Blutgruppen uneingeschränkt empfehlenswert.

Typ A: Problematische Lebensmittel

Fleisch:
Alle Sorten,
Huhn und Pute neutral

Fisch und Meeresfrüchte:
Aal
Austern
Flunder
Garnelen
Heilbutt
Hering
Hummer
Kaviar
Krabben
Krebse
Meeresschnecken
Muscheln
Räucherlachs
Sardellen (Anchovis)
Schellfisch
Seehecht
Seezunge
Tintenfisch (Krake und
  Kalmar)
Waller (Wels)

*Milch und Milch-
produkte:*
Blauschimmelkäse
Brie
Butter
Buttermilch
Camembert

Cheddar
Edamer
Emmentaler
Frischkäse, Hüttenkäse
Gouda
Gruyère
Jarlsberg
Milch
Molke
Münsterkäse
Parmesan
Provolone
Sorbet
Speiseeis

*Öle, Fette, Nüsse
und Samen:*
Distelöl
Erdnussöl
Maiskeimöl
Sesamöl
Cashewnüsse
Paranüsse
Pistazien

Getreide und Brot:
Crunchy
Hafer
Mehrkornbrot und
  -flocken
Pasta aus Hartweizengrieß
Pumpernickel
Weizen und Weizen-

Die derzeit in Deutsch-
land gültigen »Leitsätze
für Brot und Kleingebäck«
erlauben es den Bäckern
beispielsweise, ein unver-
packtes »Dinkel-Brot«
oder »Roggen-Brot«, auch
wenn es bis zu zehn Pro-
zent Weizenmehl enthält,
immer noch unter diesem
Namen zu verkaufen.
Lassen Sie sich also über
die Inhaltsstoffe genau
aufklären!

Typ A: Problematische Lebensmittel

produkte außer: Bulgur, Couscous, Hartweizen-mehl, Weizenmehl mit Keimlingen

Hülsenfrüchte:
Kichererbsen
Kidneybohnen
Limabohnen
Perlbohnen
Rote Bohnen

Gemüse:
Auberginen
Chilischoten
Chinakohl
Kartoffeln
Oliven, schwarze
Paprikaschoten
Rotkohl
Süßkartoffeln (Bataten)
Tomaten
Weißkohl
Yamswurzel

Früchte und Säfte:
Bananen
Honigmelonen
Kantalupmelonen
Kokosnüsse
Mandarinen
Mangos
Orangen

Papayas
Rhabarber
Orangensaft
Papayasaft
Tomatensaft

Kräuter, Gewürze und Würzmittel:
Cayennepfeffer
Chilis, rot
Essig in jeder Form
Gelatine
Kapern
Mayonnaise
Pickles
Pfeffer, schwarz und weiß
Pfefferkörner
Tomatenketchup
Worcestersauce

Getränke und Kräutertees:
Bier
Cola
Limonade
Schwarzer Tee
Spirituosen
Tafelwasser
Katzenminze
Krauser Ampfer
Maisgriffel
Rhabarber
Rotklee

Die Säure der Orangen ist für den empfindlichen Magen des A-Types nicht bekömmlich. Greifen Sie lieber zu Zitronen und Grapefruits, wenn Ihnen der Sinn nach Zitrusfrüchten steht.

Blutgruppe B

Der Nomade vom Typ B verfügt über ein starkes Immunsystem und gilt als sehr anpassungsfähig an Ernährungs- und Umweltveränderungen. Man kann ihn getrost als Allesesser bezeichnen, da er nicht nur Fleisch und Fisch, sondern auch Milchprodukte und Getreide sowie viele Gemüse- und Obstarten, natürlich mit den aufgelisteten Abstrichen, problemlos verträgt. Peter d'Adamo beschreibt den geradezu beneidenswerten B-Typ als das Produkt der Bemühung der Evolution, die unterschiedlichsten Völker und Kulturen miteinander zu verbinden.

Sojaprodukte sind zwar für den Typ B neutral, er sollte seinen Eiweißbedarf aber überwiegend aus den tierischen Eiweißquellen Fleisch, Fisch und Kuhmilchprodukte decken.

Fleisch, Fisch, Getreide, Milchprodukte und Eier

Ausgerechnet Hühnerfleisch, das ja als leicht und bekömmlich gilt, weist ein Lektin auf, welches das Blut des B-Typs verklumpt. Er darf dafür andere Fleischarten genießen, und kann auf das neutrale Putenfleisch ausweichen, wenn er auf Geflügel nicht verzichten möchte. Etliche Fischarten sind für Angehörige der Blutgruppe B sehr verträglich oder neutral. Allerdings müs-

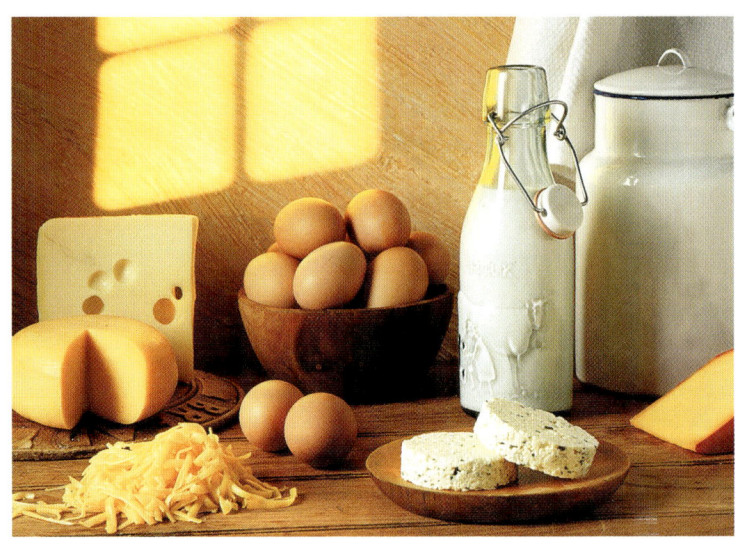

Milchprodukte wie fettarme Milch, Käse, Joghurt und Quark sowie Eier sind für Menschen mit der Blutgruppe B besonders gut verträglich, während 0-Typen absolut keine Milchprodukte vertragen.

sen sie sich bei so feinen Meeresfrüchten wie Krebsen, Krabben, Hummern und Muscheln sehr zurückhalten. Denn diese verklumpen ihr Blut, weshalb sie sich auf der »Giftliste« finden. Milchprodukte stehen beim B-Typ hoch im Kurs, er kann nach Belieben etwa Joghurt, Kefir und Quark genießen. Da Hühnereier nicht das schädliche Lektin des Hühnerfleischs enthalten, darf Typ B also davon ausreichend essen (siehe dazu Marginalie Seite 38). Bei Getreide ist eine ganze Bandbreite von Körnern und daraus hergestellen Produkten für Typ B bekömmlich, wobei Dinkel besonders empfohlen wird. Roggen, Kamut, eine ägyptische Urform des Weizens, Amaranth und Gerste sollten hingegen gemieden werden.

Gemüse, Obst, Gewürze und Getränke

Es gibt nur wenige Gemüsearten, die für den B-Typ nicht gesund oder zumindest neutral sind. Er kann hier im wahrsten Sinne aus dem Vollen schöpfen. Aber Achtung bei Tomaten (siehe Seite 27), Mais und Oliven. Von grünem Blattgemüse kann er dagegen gar nicht genug essen. Auch bei Früchten darf Typ B sich geschmacklich variantenreich ernähren. Das trifft auch auf zahlreiche Obst- und Gemüsesäfte zu, denn diese sind für ihn ebenfalls sehr bekömmlich bis neutral. Sie sollten jedoch immer mit Wasser verdünnt werden. Pfeffer enthält problematische Lektine, weshalb es sich empfiehlt, die gewünschte Schärfe der Speisen durch Ingwer, Curry, Cayennepfeffer und Chilis zu erzielen. Weißer und brauner Zucker sowie Melasse und Honig dürfen in vernünftigen Mengen verzehrt werden, sogar an Schokolade dürfen sich Menschen des Bluttyps B in Maßen erfreuen. Seine Salate darf sich der B-Typ als einziger mit Essig anmachen. Grüner Tee, die empfohlenen Kräutertees (in Maßen, siehe dazu Seite 35) und natürlich Wasser sind zwar die einzigen wirklich förderlichen Getränke für Typ B. Ein Glas Bier oder Wein sowie eine Tasse Kaffee oder Schwarzer Tee zu besonderen Anlässen sind aber durchaus vertretbar.

Mit reinem Wasser ist nicht nur chemisch reines Wasser gemeint, sondern in erster Linie physikalisch lebendiges Quellwasser oder etwa levitiertes Wasser.

Typ B: Empfehlenswerte Lebensmittel

Tipps zum Abnehmen Typ B:
- **Schlankmacher:**
Blattgemüse, Eier, fettarme Milchprodukte, Fleisch, Leber, Süßholztee
- **Dickmacher:**
Buchweizen, Erdnüsse, Mais, Linsen, Sesamsamen, Weizen.

Fleisch:
Kaninchen
Lamm
Hammel
Wild

Fisch und Meeresfrüchte:
Flunder
Hecht, Barsch
Heilbutt
Kabeljau (Dorsch)
Kaviar
Lachsforelle
Makrele
Rotbarsch (Goldbarsch)
Sardine
Schellfisch
Seehecht
Seeteufel
Seezunge
Stör
Zackenbarsch

Milch und Milchprodukte:
Fettarme Milch
Magermilch
Hüttenkäse

Joghurt (alle Sorten)
Kefir
Mozzarella
Quark
Ricotta
Schafskäse
Ziegenmilch, -käse

Öle, Fette, Nüsse und Samen:
Olivenöl
bei Nüssen und Samen keine Empfehlungen
Esskastanien
Mandeln, -mus
Paranüsse
Walnüsse z. B. neutral

Getreide und Brot:
Dinkel
Essener Brot
Haferflocken, -kleie, -mehl, -schrot
Hirse, -brot
Knäckebrot
Puffreis
Reiskleie, -mehl, -waffeln
Vollreisbrot

Typ B: Empfehlenswerte Lebensmittel

Hülsenfrüchte:
Kidneybohnen
Limabohnen
Perlbohnen
Sojabohnen

Gemüse:
Auberginen
Blumenkohl
Brokkoli
Chilischoten
Chinakohl
Grünkohl
Möhren
Paprikaschoten
Pastinaken
Rosenkohl
Rote Bete
Rotkohl
Senfkohlblätter
Shiitakepilze
Süßkartoffeln (Bataten)
Weißkohl
Yamswurzel

Früchte und Säfte:
Ananas
Bananen
Papaya
Pflaumen, frisch
Preiselbeeren
Weintrauben
Ananassaft
Kohlsaft
Papayasaft
Preiselbeersaft
Traubensaft

Kräuter, Gewürze und Würzmittel:
Cayennepfeffer
Curry
Ingwer
Meerrettich
Petersilie

Getränke und Kräutertees:
Grüner Tee
Ginseng
Hagebutte
Himbeerblatt
Ingwer
Petersilie
Pfefferminze
Salbei
Süßholzwurzel
   (Arzt fragen)

Essen Sie häufig nur leicht gegartes Gemüse oder Rohkost, um ihre Verdauung in Schwung zu halten. Allerdings bekommt Rohkost, vor allem am Abend genossen, längst nicht jedem Menschen gut.

Typ B: Problematische Lebensmittel

Seien Sie nicht zu streng mit sich. Wenn etwas Sie richtig anmacht oder Sie eingeladen sind, langen Sie ausnahmsweise mal zu, auch wenn es auf der »Giftliste« steht. Die Freude am Essen darf nicht verloren gehen, im Gegenteil!

Fleisch:
Ente
Gans
Herz
Huhn
Schwein (auch Schinken und Speck)

Fisch:
Aal
Austern
Meeresschnecken
Räucherlachs
Sardellen (Anchovis)
Schaltiere (Garnelen, Krabben, Krebs, Hummer, Muscheln)
Wolfsbarsch (Loup de mer)
Tintenfisch (Krake)

Milch und Milchprodukte:
Blauschimmelkäse
Schmelzkäse
Speiseeis

Öle, Fette, Nüsse und Samen:
Erdnussöl
Distelöl
Maiskeimöl
Rapsöl
Sesamöl
Sonnenblumenöl
Cashewkerne
Erdnüsse, -mus
Haselnüsse
Kürbiskerne
Mohnsamen
Pinienkerne
Pistazien
Sesamsamen (auch Tahin)
Sonnenblumenkerne, -mus

Getreide und Brot:
Amaranth
Buchweizen, -nudeln
Bulgur
Couscous
Gerste
Glutenhaltiges Mehl
Hartweizenbrot (Hartweizengrieß und -pasta neutral)
Kamut
Mais, auch Cornflakes
Mehrkornmischungen, -brot
Roggen
Weizenflocken, -keime, -kleie, -schrot
Weizenvollkornmehl

Typ B: Problematische Lebensmittel

(Auszugsmehl Type 405
oder 550 neutral)
Wilder Reis

Hülsenfrüchte:
Adzukibohnen
Augenbohnen
Kichererbsen
Linsen
Pintobohnen
Schwarze Bohnen

Gemüse:
Artischocken
Avocados
Kürbis
Mais
Mungbohnensprossen
Oliven (alle Sorten)
Radieschen
Rettich, -sprossen
Tomaten
Topinambur

Früchte und Säfte:
Granatäpfel
Kakis
Kaktusfeigen
Karambolen
Kokosnüsse
Rhabarber
Tomatensaft

Kräuter, Gewürze und Würzmittel:
Gelatine
Gerstenmalz
Maisstärke
Mandelöl
Nelkenpfeffer (Piment)
Pfeffer, schwarz und weiß
  gemahlen
Tapioka
Tomatenketchup
Zimt

Getränke und Kräutertees:
Cola
Limonaden
Spirituosen
Tafelwasser (mit Koh-
  lensäure versetzt)
Aloe
Bockshornklee
Enzian
Helmkraut
Hirtentäschel
Hopfen
Huflattich
Königskerze
Lindenblüte
Maisgriffel
Rotklee
Sennesblätter

Menschen der Blutgruppe B sollten Tomaten meiden. Ihre Antikörper schlagen, genauso wie die von Typ A, bei den Lektinen der Tomaten Alarm.

Blutgruppe AB

AB ist als weitaus jüngste Blutgruppe am besten an die heutige Lebens- und Ernährungsweise angepasst. Sie vereinigt die Vorzüge von Typ A und B in sich, aber auch deren Unverträglichkeiten. Auch Typ AB ist ein Gemischtköstler wie Typ B, aber mit spezifischen Einschränkungen, die in seiner gleichzeitigen A-Wurzel begründet liegen. So ist er mal eher A-ähnlich, zum Beispiel was tierisches Eiweiß angeht, mal eher B-ähnlich, beispielsweise in Bezug auf Milchprodukte. Deshalb sollte sich der AB-Typ auch mit den Ernährungsempfehlungen für diese beiden Blutgruppen beschäftigen. Den empfindlichen Verdauungstrakt scheint er von seinen Typ-A-Vorfahren mitbekommen zu haben, ebenso wie den niedrigen Magensäurespiegel.

Eier sind zwar relativ cholesterinhaltig. Doch gegen zwei bis drei Stück pro Woche ist nichts einzuwenden.

Fleisch, Fisch, Getreide, Milchprodukte und Eier

Das B-Erbe bedingt, dass auch der AB-Typ auf tierisches Eiweiß angewiesen ist, der von A übernommene niedrige Magensäuregehalt wiederum lässt ihn nur gelegentliche und kleine Fleischportionen gut verdauen. Die Lektine im Hühnerfleisch bewirken Verklumpungen seines Blutes genau wie bei Typ B, also ist Huhn tabu! Aufgrund des geringen Magensäurespiegels sollten auch geräucherte und gepökelte Fleischwaren nicht auf dem Speiseplan stehen. Die Fischauswahl ist vielfältig, mit Abstrichen die mal mit A, mal mit B übereinstimmen. Die Empfehlungen für den Verzehr von Milchprodukten decken sich mit denen für Typ B. Das bedeutet, dass Sauermilchprodukte wie Joghurt und Kefir gut verdaut werden. Eier empfiehlt Peter d'Adamo für AB als wichtige Eiweißquelle, sie enthalten im Gegensatz zu Hühnerfleisch keine Lektine. Sojamilch und Tofu sind eine empfehlenswerte Ergänzung zu tierischem Eiweiß. Beim Getreideverzehr sollte sich der B-Typ an die Richtlinien für A und B halten, übermäßiger Weizenkonsum ist problematisch. Buchweizen und Mais sind strikt zu meiden.

Gemüse, Obst, Gewürze und Getränke

Nahezu alles an Gemüse, das vom A-Typ und B-Typ vertragen wird, das bekommt auch ihrem chamäleonartigen Nachfahren. Tomaten bilden auch hier wieder eine Ausnahme: Ihre Lektine setzen A und B heftig zu, während Typ AB sie neutral verwertet. Blumenkohl, Brokkoli, Auberginen und Rote Bete z. B. können öfter auf dem Tisch stehen, ebenso Gurken und grünes Blattgemüse. Beim Obst ist der AB-Typ überwiegend an den A-Typ angeglichen: Orangen und Bananen meiden, dafür Pampelmusen, Kirschen, Ananas und Pflaumen und viele andere Früchte essen. Zucker, Honig und Melasse sind in Maßen erlaubt. Die AB-Küche sollte möglichst ohne Essig und Pfeffer auskommen, stattdessen stehen zum Würzen Zitrone, Kräuter und reichlich Knoblauch zur Verfügung. Wenn der AB-Typ abwechselnd Kaffee und grünen Tee trinkt, ab und zu ein Glas Rotwein und natürlich Wasser, steht er bei den Getränken auf der sicheren Seite. Wie bei den anderen Blutgruppentypen gilt auch hier, dass Kräutertees im Wechsel getrunken werden sollen. Gut verträglich sind auch mit Wasser verdünnte Säfte.

Neutrale Nahrungsmittel sind in diesem Buch nicht extra aufgeführt. Alle Nahrungsmittel, die nicht unter den problematischen aufgelistet sind, können Sie beruhigt verzehren.

Menschen mit der Blutgruppe AB können ihren Eiweißbedarf gut mit Fisch decken, da sie Fleisch nur in kleinen Portionen vertragen. Welche Fischsorten günstig sind, zeigt die Tabelle auf Seite 40.

Typ AB: Empfehlenswerte Lebensmittel

Tipps zum Abnehmen
Typ AB:
• **Schlankmacher:**
Ananas, Fisch und Meeres-
früchte, grünes Gemüse,
Kombu-Algen, Kuhmilch-
erzeugnisse, Tofu
• **Dickmacher:**
Buchweizen, Kidneybohnen,
Limabohnen, Mais, Samen,
rotes Fleisch, Weizen.

Fleisch:
Kaninchen
Lamm, Hammel
Pute

Fisch und Meeres-
früchte:
Hecht, -barsch
Kabeljau (Dorsch)
Lachsforelle
Makrele
Regenbogenforelle
Rotbarsch (Goldbarsch)
Red Snapper
Sardine
Seehecht
Seeteufel
Stör
Thunfisch
Zackenbarsch

Milch und Milchprodukte:
Hüttenkäse
Joghurt
Kefir
Mozzarella
Quark
Ricotta
Sauerrahm
Schafskäse
Ziegenmilch, -käse

Öle, Fette, Nüsse
und Samen:
Olivenöl
Erdnüsse, Erdnussbutter
Esskastanien
Walnüsse

Getreide und Brot:
Basmatireis
Dinkel
Essener Brot
Hafer
Hirse
Knäckebrot
Naturreis
   (ungeschälter Reis)
Puffreis
Reismehl, -kleie, -waffeln
Roggen
Sojabrot
Vollreisbrot
Weißer Reis
Weizenkeimmehl, -brot
Wilder Reis

Hülsenfrüchte:
Grüne Linsen
Perlbohnen
Pintobohnen
Rote Bohnen
Sojabohnen, Tofu

Typ AB: Empfehlenswerte Lebensmittel

Gemüse:

Alfalfasprossen
Auberginen
Blumenkohl
Brokkoli
Grünkohl
Gurken
Knoblauch
Löwenzahn
Pastinaken
Rote Bete
Sellerie
Senfkohlblätter
Süßkartoffeln (Bataten)
Yamswurzel

Früchte und Säfte:

Ananas
Feigen, frisch und
  getrocknet
Grapefruits
Kirschen
Kiwis
Pflaumen
Preiselbeeren
Stachelbeeren
Weintrauben
Zitronen
Kirschsaft (Schwarz-
  kirschen)
Kohlsaft

Möhrensaft
Papayasaft
Preiselbeersaft
Selleriesaft
Traubensaft

*Kräuter, Gewürze
und Würzmittel:*

Curry
Knoblauch
Meerrettich
Miso (Sojaprodukt)
Petersilie

Getränke und Kräutertees:

Bohnenkaffee (auch
  koffeinfreier)
Grüner Tee
Wasser (Leitungswasser,
  Quellwasser, Mineralwas-
  ser ohne Kohlensäure)
Alfalfa
Erdbeerblatt
Ginseng
Große Klette
Hagebutte
Ingwer
Kamille
Sonnenhut (Echinacea)
Süßholzwurzel
  (Arzt fragen)

**Ananas enthält eiweiß-
spaltende Enzyme, die bei
der Verdauung von Fleisch
helfen. Süßsaure Gerichte,
bei denen Ananas etwa mit
Putenfleisch kombiniert wird,
sind deshalb nicht nur von
bestem Geschmack, sondern
auch noch gesund.**

Geräucherte und gepökelte Fleischwaren sollten Personen mit Blutgruppe AB, genauso wie alle anderen Bluttypen auch, ganz von ihrem Speiseplan streichen.

Typ AB: Problematische Lebensmittel

Fleisch:
Ente
Gans
Herz
Huhn
Kalb
Rind
Schwein (auch Schinken und Speck)
Wild

Fisch und Meeresfrüchte:
Aal
Austern
Flunder
Flusskrebse
Garnelen
Heilbutt
Hering, mariniert
Hummer
Klaffmuscheln
Krabben
Meeresschnecken
Räucherlachs
Sardellen (Anchovis)
Schellfisch
Seezunge
Tintenfisch (Krake)
Venusmuscheln
Wolfsbarsch

Milch und Milchprodukte:
Blauschimmelkäse

Brie
Butter
Buttermilch
Camembert
Parmesan
Provolone
Sorbet
Speiseeis
Vollmilch (fettarme und Magermilch neutral)

Öle, Fette, Nüsse und Samen:
Distelöl
Maiskeimöl
Sesamöl
Sonnenblumenöl
Haselnüsse
Kürbiskerne
Mohnsamen
Sesamsamen (auch Tahin)
Sonnenblumenkerne, -mus

Getreide und Brot:
Buchweizen, -nudeln
Gerstenmehl
Kamut
Mais, auch Cornflakes

Hülsenfrüchte:
Adzukibohnen
Augenbohnen
Dicke Bohnen

Typ AB: Problematische Lebensmittel

Kichererbsen
Kidneybohnen
Limabohnen
Schwarze Bohnen

Gemüse:
Artischocken
Avocados
Chilis
Mais
Mungbohnensprossen
Oliven, schwarze
Paprikaschoten
Radieschen
Rettich, -sprossen
Topinambur

Früchte und Säfte:
Bananen
Granatäpfel
Guaven
Kakis
Kaktusfeigen
Karambolen
Kokosnüsse
Mangos
Orangen
Rhabarber
Orangensaft

Kräuter, Gewürze und Würzmittel:
Anis

Cayennepfeffer
Chilis, rot
Essig
Gelatine
Gerstenmalz
Kapern
Maisstärke
Mandelöl
Nelkenpfeffer (Piment)
Pickles
Pfeffer
Tomatenketchup
Worcestersauce

Getränke und Kräutertees:
Cola
Limonaden
Schwarzer Tee
Spirituosen
Aloe
Bockshornklee
Enzian
Helmkraut
Hirtentäschel
Hopfen
Huflattich
Königskerze
Lindenblüte
Maisgriffel
Rhabarber
Rotklee
Sennesblätter

Durch die Aufnahme von Vollmilch wird die Schleimproduktion angeregt. Menschen mit dem Bluttyp AB, die häufig erkältet sind oder an Nasennebenhöhlenentzündungen leiden, sollten Milch deshalb meiden.

Ausgewählte Rezepte

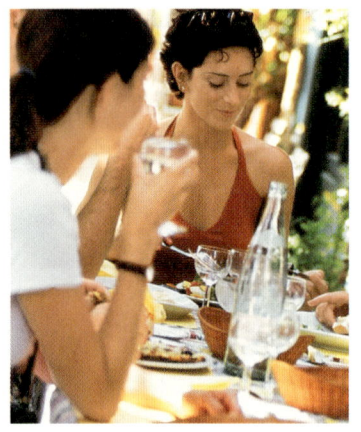

Wer sich nach dem Blutgruppenplan ernähren möchte, muss nicht allein essen. Es gibt eine Vielzahl an Rezepten, die für zwei, drei oder sogar alle vier Blutgruppen verträglich sind. Schließlich macht Essen erst in Gemeinschaft Spaß.

Essen soll Spaß machen und bekömmlich sein. Deshalb sollte man sich genau anschauen, welche Lebensmittel für jeden Typ empfehlenswert sind und diese kombiniert mit den neutralen Lebensmitteln ideenreich zubereiten.

Häufig wird es so sein, dass in einer Partnerschaft, einer Familie oder bei einem Essen mit Gästen die Esser unterschiedlichen Blutgruppen angehören. Das ist beileibe kein Grund, es nicht mit dem Blutgruppenplan zu versuchen und diese Ernährungsweise nach und nach in den Alltag zu integrieren.

Dass es nicht schwierig ist, werden Ihnen die vielen Rezeptvorschläge beweisen. Es gibt zwar nur ein paar Nahrungsmittel, die für alle zusammen ausgesprochene Heilmittel sind (siehe Seite 19), und einige wenige, die alle Bluttypen gleichermaßen meiden sollen. Aber die Bandbreite der Auswahlmöglichkeiten an empfohlenen und neutralen Nahrungsmitteln ist für alle Blutgruppen so groß, dass Sie ohne Schwierigkeiten kochen und essen können wie gewohnt. Die Liste mit den empfohlenen Nahrungsmitteln für alle (siehe Umschlaginnenseiten) wird Ihnen dabei helfen, die Mahlzeiten problemlos und typgerecht zusammenzustellen und zuzubereiten. Und alles das, was nicht in der »Giftliste« mit den problematischen Nahrungsmitteln aufgeführt ist, können und sollen Sie dazu kombinieren.

Beeindruckende Vielfalt

Insgesamt bietet sich also eine sehr große Vielfalt an Möglichkeiten. Wenn Sie diese alle ausschöpfen, wird Ihr bisheriger Speisezettel womöglich sogar noch erheblich bereichert. Die Rezept-Beispiele zeigen Ihnen, dass Sie sich keineswegs einschränken oder alles Bewährte umschmeißen müssen. Die Ernährungsweise nach der Blutgruppenzugehörigkeit bewährt sich ohne weiteres auch im Familienalltag. Am einfachsten ist es, wenn Sie sich die entsprechenden Listen einprägen, damit Sie wissen, welche Nahrungsmittel für Sie vorteilhaft beziehungsweise nicht empfehlenswert sind.

Aufbau des Rezeptteils

Bei den nun folgenden Rezepten sind sowohl Gerichte aufgeführt, die für bestimmte Kombinationen von Bluttypen ausgearbeitet worden sind, als auch Gerichte, die von allen verzehrt werden können. Viele Rezepte eignen sich mit entsprechenden Ergänzungen beziehungsweise typgerechten Abwandlungen auch für andere Blutgruppen. Entsprechende Hinweise finden Sie unter dem Stichwort »Variante« im Anschluss an die jeweiligen Rezepte. Vorspeisen und Snacks sind genauso vertreten wie Suppen und Salate, vegetarische und fleischhaltige Hauptgerichte sowie Desserts.

»Lebensmittel« sind lebendige Nahrungsmittel, das heißt: frisch, möglichst naturbelassen, aus der Region, biologisch erzeugt sowie dem Klima und der Jahreszeit angemessen.

Tipps für die Kochpraxis

● Grundsätzlich sollten Sie nur gutes, kaltgepresstes Öl aus erster Pressung verwenden. Olivenöl ist als einziges Speiseöl für alle Bluttypen gleichermaßen gesund. Zum Braten oder wenn Ihnen das kaltgepresste Olivenöl mit seinem typischen Aroma bei manchen Gerichten zu sehr vorschmeckt, können Sie (außer Typ B!) auf Rapsöl ausweichen. B kann stattdessen mit Butter braten.

● Die Auswahl der Nahrungsmittel ist prinzipiell von entscheidender Bedeutung. Kaufen Sie Fleisch und Eier nur aus artgerechter Tierhaltung. Und bevorzugen Sie Lebensmittel aus kontrolliert biologischem Anbau.

● Säfte aus den empfohlenen Obst- und Gemüsearten sind immer bekömmlich. Pressen Sie sie frisch und trinken Sie Säfte grundsätzlich im Verhältnis 1:4 mit Wasser verdünnt. Das unverdünnte Konzentrat ist für den Organismus eher belastend als zuträglich. Auch Marmeladen und zuckerfreie Fruchtmuse aus den empfohlenen Obstsorten sind bekömmlich.

● Gemüsebrühe können Sie aus verträglichen Gemüsearten selbst auf Vorrat kochen oder natürlich immer durch Wasser ersetzen. Übriges Gemüsekochwasser kann gut als Brühe für weitere Gerichte dienen.

Vorspeisen und Snacks

Hier werden Gerichte vorgestellt, die sich durchaus auch für den kleinen Hunger zwischendurch oder eine leichte Abendmahlzeit eignen. Das eine oder andere kann auch als Anregung für geeignete Beilagen zu den jeweiligen Hauptgerichten dienen. Spaß am Kochen bedeutet auch, dass die Phantasie beteiligt ist. Sie können und sollen Ihre Kreativität mit einbringen und die Rezepte nach eigenen Vorlieben variieren.

Artischocken mit Roter Bete

Geeignet für die Blutgruppen 0 und A

Für 4 Portionen

- 8 Baby-Rote-Bete
- $1/2$ TL Kümmelsamen
- 2 Frühlingszwiebeln
- einige Salatblätter nach Saison
- 3 mittelgroße Artischocken
- Saft von 1 Zitrone
- 2 EL Olivenöl
- Salz
- gemahlener Kreuzkümmel (Kumin)
- frisch gehackte Kräuter

■ *Zubereitungszeit: 45 Minuten*

1 Die Rote-Bete-Knollen waschen. Ungeschält in einem Topf mit Wasser bedecken, mit Kümmel bestreuen und bei schwacher Hitze weich kochen. Abgießen und die Schale abziehen. Je nach Größe halbieren oder ganz belassen.

2 In der Zwischenzeit die Frühlingszwiebeln waschen, putzen und in Ringe schneiden. Die Salatblätter waschen und trocknen.

3 Von den Artischocken die Stiele abbrechen, die harten Blätter abschneiden und das Heu von den Böden kratzen. Die so gewonnenen Artischockenherzen in Scheiben schneiden. Mit der Hälfte des Zitro-

nensafts einreiben, damit sie an der Luft nicht braun werden.

4 Das Öl in einer Pfanne bei mittlerer Hitze erhitzen. Die Frühlingszwiebeln und die Artischocken darin einige Minuten dünsten. Mit Salz und Kreuzkümmel würzen.

5 Die Salatblätter auf Teller anrichten. Den Pfanneninhalt darauf verteilen und die Rote Bete dazulegen. Mit dem restlichen Zitronensaft beträufeln und mit beliebigen Kräutern bestreuen.

Pro Portion

436/104 kJ/kcal • 2 g Eiweiß
6 g Fett • 9 g Kohlenhydrate
4 g Ballaststoffe
0 mg Cholesterin

Variante Für Typ 0 kann die Rote Bete durch Cocktailtomaten ausgetauscht werden.

Überbackene Papaya

1 Die Papayas waschen und mit einem scharfen Messer längs halbieren. Zunächst die Samen mit einem Löffel herauskratzen, dann so viel Fruchtfleisch herauslösen, dass die Schalen noch Halt haben. Das Fruchtfleisch würfeln.

2 Die Zwiebeln abziehen und fein hacken. Die Paprikaschoten waschen, längs halbieren und putzen, das heißt, Stielansätze und Samen entfernen. Das Fruchtfleisch in kleine Stücke schneiden. Den Käse in kleine Würfel schneiden.

3 In einer entsprechend großen Pfanne die Hälfte vom Öl erhitzen. Zwiebel-, Paprika- und Papayastücke zufügen und unter gelegentlichem Wenden darin etwa 5 Minuten dünsten.

4 Die Brotbrösel und die Käsewürfel unter das Gemüse mischen. Mit Salz und Chilipulver würzen.

5 Den Backofen auf 200 °C (Umluft 180 °C, Gas Stufe 3–4) vorheizen.

6 Die Gemüsemischung in die Papayahälften füllen und diese in eine ausreichend große, feuerfeste Form setzen.

7 Die gefüllten Papayas mit dem restlichen Olivenöl beträufeln. In den heißen Backofen stellen und etwa 20 Minuten überbacken.

Pro Portion

882/211 kJ/kcal • 4 g Eiweiß
15 g Fett • 15 g Kohlenhydrate
4 g Ballaststoffe
5 mg Cholesterin

Geeignet für die
Blutgruppen 0 und B

Für 4 Portionen

- 2 nicht überreife Papayas
- 2 kleine Zwiebeln
- 2 kleine rote Paprikaschoten
- $1/4$ Kugel Mozzarella aus Büffelmilch (alternativ 40 g Feta)
- 4 EL Olivenöl
- 30 g Dinkelbrotbrösel
- Salz
- Chilipulver

■ *Zubereitungszeit:*
40 Minuten

Variante Papaya ist auch für Typ AB geeignet, allerdings muss für dieses Rezept dann die Paprika ausgetauscht werden, etwa durch Tomaten. Auch für Typ 0 kann man Tomaten nehmen. Je nach Typ lässt sich mit den Käsesorten variieren. Typ B kann zusätzlich mit Muskatnuss würzen.

Info Die in unseren Breiten erhältlichen Papayas sind von handlicher kleiner Größe. Sie kommen oft aus Israel oder Afrika. In Südamerika und Asien dagegen gibt es Papayafrüchte, die so groß wie ausgewachsene Kürbisse sind.

Für 4 Portionen

- 2 mittelgroße Auberginen
- Salz
- 2 Mozzarella (aus Büffelmilch)
- 4–8 Knoblauchzehen
- frisches Basilikum
- Olivenöl

■ *Zubereitungszeit:
45 Minuten*

Auberginen mit Mozzarella

1 Auberginen waschen, trocknen, längs in nicht zu dünne Scheiben schneiden, einsalzen und 10 Minuten Wasser ziehen lassen.

2 Mozzarella in Scheiben schneiden. Knoblauch abziehen und in sehr dünne Scheiben schneiden. Basilikum waschen, trocknen und die Blätter klein zupfen. Mozzarella in Scheiben schneiden und auf Teller legen. Mit etwas Öl beträufeln, Knoblauch, Salz und Basilikum darüber verteilen.

3 Die Auberginenscheiben mit Küchenkrepp trockentupfen. In einer Pfanne bei mittlerer Hitze etwas Öl erhitzen und die Auberginenscheiben darin jeweils von beiden Seiten braten, bis sie leicht braun sind. Herausnehmen, abtropfen lassen und auf den Tellern mit anrichten.

Pro Portion
701/168 kJ/kcal • 9 g Eiweiß
11 g Fett • 5 g Kohlenhydrate
1,5 g Ballaststoffe
18 mg Cholesterin

Variante Für Menschen mit der Blutgruppe AB lässt sich das Gericht geschmacklich abrunden, in dem noch etwas Zimtpulver über die Auberginenscheiben gestreut wird.

Für 4 Portionen

- 4 mittelgroße Süßkartoffeln
  (Bataten)
- Salz
- Currypulver
Außerdem:
- Dips (siehe Seite 51)

■ *Zubereitungszeit:
30 Minuten*

Süßkartoffel-Chips

1 Die Süßkartoffeln waschen, nach Bedarf schälen und sehr dünn hobeln.

2 Die Süßkartoffelscheiben in einer entsprechend großen, feuerfesten Form verteilen. Mit Salz und Currypulver würzen.

3 Den Backofen auf 180 °C (Umluft 160 °C, Gas Stufe 2–3) einstellen. Die Form in den Backofen stellen und die

gewürzten Süßkartoffel etwa 15 Minuten backen.

4 Die Chips mit einem oder mehreren Dips, je nach Bluttyp, servieren.

Pro Portion
223/53 kJ/kcal • 1 g Eiweiß
0,3 g Fett • 11 g Kohlenhydrate
11 g Ballaststoffe
0 mg Cholesterin

Süßkartoffel-Apfel-Gratin

1 Süßkartoffeln waschen, in einem Topf mit Wasser bedecken, 10 Minuten kochen. Abgießen und leicht abkühlen lassen.

2 In der Zwischenzeit die Äpfel waschen, schälen und die Kerngehäuse mit einem Apfelausstecher entfernen.

3 Ingwer dünn schälen und fein reiben. Äpfel und Süßkartoffeln in feine Scheiben hobeln.

4 Eine feuerfeste Form fetten. Den Backofen auf 225 °C (Umluft 200 °C, Gas Stufe 4–5) vorheizen.

5 Abwechselnd die Süßkartoffel- und Apfelscheiben in die Form schichten und jede Lage mit Ingwer und Salz würzen.

6 Sojasahne und Öl vermischen und über das Gratin gießen. In dem heißen Backofen 15 Minuten backen, dann die Temperatur auf 200 °C (Umluft 180 °C, Gas Stufe 3–4) reduzieren und das Gratin in weiteren 20 Minuten fertig garen.

Pro Portion

1000/240 kJ/kcal • 6 g Eiweiß
16 g Fett • 17 g Kohlenhydrate
5 g Ballaststoffe
0 mg Cholesterin

Geeignet für die
Blutgruppen 0, B und AB

Für 1 Form (Ø 30 cm)

- 4 mittelgroße Süßkartoffeln (Bataten)
- 2 große säuerliche Äpfel
- 1 cm frische Ingwerwurzel
- Salz
- 150 ml Sojasahne
- 50 ml Olivenöl

Außerdem:
- Öl für die Form

■ *Zubereitungszeit:*
60 Minuten

Variante Wenn das Gratin nur für B und AB zubereitet wird, kann die Sojasahne durch saure oder süße Sahne ersetzt werden. Auch kann man es mit empfohlenen oder neutralen Käsesorten überbacken, und/oder nach Geschmack frische Kräuter hinzufügen oder mit gehackten Walnüssen bestreuen.

Info Im Biohandel wird unter dem Namen »Soya Cuisine« ein Soja-Produkt verkauft, das in den Rezepten dieses Buches als »Sojasahne« bezeichnet wird. Es lässt sich in der Küche genau wie Sahne einsetzen, allerdings nicht wie Schlagsahne aufschlagen. Für Typ 0 und A ist es eine gute Alternative, wenn die Rezepte Sahne verlangen.

Info Süßkartoffeln, auch Bataten genannt, werden wie Kartoffeln zubereitet, sind aber nicht mit ihnen verwandt.

Für 4 Portionen

1 kg Gemüse nach Typ und
Saison:

- Für alle: Brokkoli, Fenchel,
Frühlingszwiebeln, Gurken,
Kohlrabi, Löwenzahn,
Mangoldstiele, Römischer
Salat, Zuckerhut, Staudensel-
lerie und Knoblauch
- Für A, B und AB: Blumenkohl
- Für 0 und A: Chicorée
- Für 0, B und AB: Chinakohl
- Für 0 und B: Paprikaschoten
- Für 0 und B: Kapern
- Für 0, A und AB: grüne Oliven
- Für 0 und AB: in Olivenöl und
Zitrone eingelegte Tomaten

■ ***Zubereitungszeit:
20 Minuten***

*Hier findet jeder das
Richtige für seine Blut-
gruppe und frische
Vitamine aus knackigem
Gemüse tun allen
gleichermaßen gut.*

Gemüse mit Dips

1 Die Gemüse waschen,
putzen, nach Bedarf schälen.
2 Je nach Art und Bekömmlichkeit das Gemüse entweder
roh lassen oder in Salzwasser
bissfest kochen.

3 In längliche Stücke schneiden und die Salatblätter aufrol-
len, damit sie sich gut in die
Saucen stippen lassen. Alles dekorativ anrichten und mit Dips
(siehe Seite 51) servieren.

Tipp Mit einer einfachen Vinaigrette aus Zitronensaft, Olivenöl
und etwas Salz werden Sie allen Blutgruppen gerecht. Mit Hilfe
der einzelnen Lebensmittellisten für die verschiedenen Blutgruppen können Sie beliebige Dips zusammenstellen und aus-
probieren. Bei der Auswahl der geeigneten Gemüsearten sollten
Sie sich an den Listen für die empfehlenswerten Lebensmittel
orientieren.

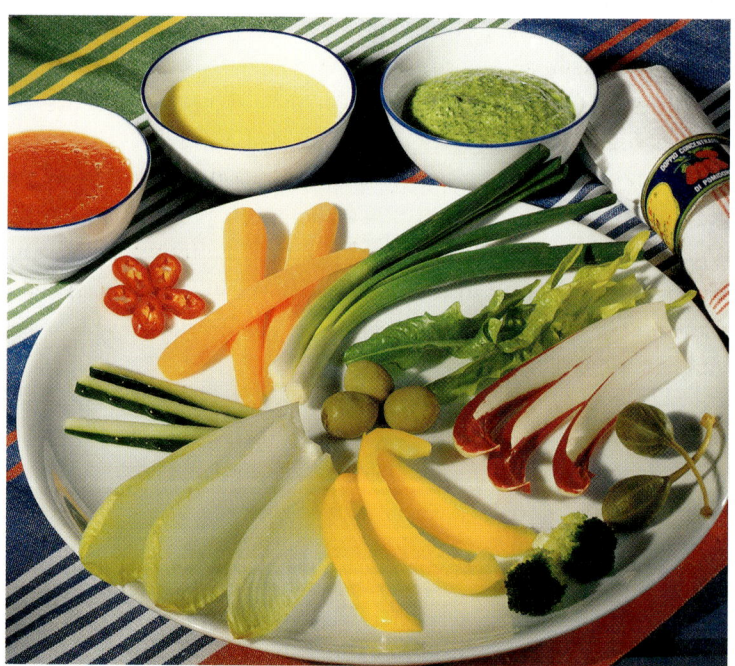

Scharfer Tomaten-Dip

1 Die Tomaten mit kochendem Wasser überbrühen, häuten und das Fruchtfleisch mit den Samen im Mixer fein pürieren.
2 Die Chilischote waschen, halbieren, Stielansätze und Samen entfernen und das Fruchtfleisch klein würfeln. Die Oliven klein schneiden.

3 Alle Zutaten miteinander vermischen. Mit Zitronensaft, Salz und Rohrzucker würzen.

Pro Portion
258/62 kJ/kcal • 1 g Eiweiß
3,5 g Fett • 5 g Kohlenhydrate
3 g Ballaststoffe
0 mg Cholesterin

Ingwer-Curry-Dip

1 Die Ingwerwurzel dünn schälen und durch eine Knoblauchpresse drücken oder fein reiben. Den Joghurt glatt rühren und den Ingwer untermischen.
2 Den Joghurt mit Currypulver, Honig oder Melasse und Salz

verrühren. Nach Bedarf mit Zitronensaft würzen.

Pro Portion
206/50 kJ/kcal • 2 g Eiweiß
2 g Fett • 7 g Kohlenhydrate
0,25 g Ballaststoffe
0 mg Cholesterin

Variante Für Typ 0 kann der Dip statt mit Joghurt auch mit Sojasahne zubereitet werden, oder alle essen die Soja-Variante. Eine andere Alternative ist Joghurt aus Schafsmilch, der ebenfalls für alle Blutgruppen erlaubt ist.

Knoblauch-Zitronen-Dip

1 Den Knoblauch abziehen und zerdrücken.
2 Mit Olivenöl, Zitronensaft, Senf und den Gewürzen vermischen.

Pro Portion
995/237 kJ/kcal • 0,6 g Eiweiß
24 g Fett • 2 g Kohlenhydrate
0,27 g Ballaststoffe
0 mg Cholesterin

Für 4 Portionen

- 1 Knoblauchzehe
- 3 EL Olivenöl
- Saft von 1 Zitrone
- Salz
- 150 g Feta
- 6 frische Feigen

Außerdem:

- frische Kräuter zum Garnieren (Minze, Basilikum oder Petersilie)

■ *Zubereitungszeit: 15 Minuten Kühlzeit: 2 Stunden*

Feigen mit Schafskäse

1 Die Knoblauchzehe abziehen und durch eine Knoblauchpresse drücken.

2 Öl, Zitronensaft, Salz und Knoblauch mit einem Schneebesen zu einer Marinade rühren.

3 Den Feta in dünne Scheiben schneiden, mit der Marinade übergießen und mindestens 2 Stunden kalt stellen.

4 Die Kräuter waschen, trocknen und klein schneiden.

5 Vor dem Servieren die Feigen waschen, trocknen und in Scheiben schneiden. Zusammen mit dem Käse anrichten, die Marinade darübergeben und mit den Kräutern garnieren.

Pro Portion
1005/240 kJ/kcal • 8 g Eiweiß
17 g Fett • 12 g Kohlenhydrate
2 g Ballaststoffe
23 mg Cholesterin

Variante Statt Feta lässt sich ebenso gut Mozzarella oder Ziegenkäse verwenden. Mit dem Käse kann man auch experimentieren, indem man ihn nicht mariniert, sondern zusammen mit den Feigen im Backofen überbäckt, erst dann die Marinade darüber gibt und das Ganze sofort warm serviert.

Für 4 Portionen

- 4 frische Knoblauchzehen
- 4–8 Scheiben Dinkelbrot, nicht zu dünn geschnitten
- bestes naturtrübes Olivenöl
- Salz

■ *Zubereitungszeit: 25 Minuten*

Bruschetta

1 Den Backofen auf Grillstufe vorheizen. Die Knoblauchzehen abziehen.

2 Die Brotscheiben im Backofen von beiden Seiten goldbraun rösten, aber nicht hart werden lassen. Herausnehmen und mit Knoblauch einreiben, mit reichlich Olivenöl beträufeln, salzen und warm genießen.

Pro Portion
1111/265 kJ/kcal • 7 g Eiweiß
6 g Fett • 43 g Kohlenhydrate
2 g Ballaststoffe
0,88 mg Cholesterin

Variante Sie können die gerösteten Knoblauchbrote je nach Typ und Geschmack mit den vielfältigsten Zutaten abwandeln. Klassisch ist die Zubereitung mit gewürfelten Tomaten.

Hirsebratlinge mit Quark

1 Die Hirse erst kalt, dann heiß waschen, gut abtropfen lassen und auf einem Backblech gleichmäßig verteilen.

2 Das Backblech in den Backofen bei 200 °C (Umluft 180 °C, Gas Stufe 3–4) schieben und die Hirse etwa 10 Minuten darren. Oder die Hirse in einer Pfanne ohne Fettzugabe etwa 10 Minuten darren.

3 In einem Topf ¹/₂ Liter Wasser zum Kochen bringen. Die Hirse einrühren und bei mittlerer Hitze 15 Minuten leise kochen lassen. Salz und Olivenöl zufügen und die Hirse bei schwacher Hitze in weiteren 40 Minuten ausquellen lassen.

4 In der Zwischenzeit das Gemüse nach Bedarf waschen, putzen, in wenig Wasser weich dünsten und in sehr kleine Stücke schneiden. Die Zwiebel abziehen und fein hacken. Die Petersilie waschen, trocknen und fein hacken. Das Gemüse, die Zwiebelwürfel und die gehackte Petersilie mit den Hirseflocken unter die ausgequollene Hirse mischen.

5 Für den Quark den Schichtkäse mit der Milch und dem Leinöl glatt rühren. Mit Salz würzen.

6 Aus der Hirsemasse kleine Bratlinge formen und in Dinkelbröseln wenden. Öl in einer Pfanne erhitzen und die Bratlinge darin jeweils von beiden Seiten knusprig braten.

7 Die Bratlinge auf Teller legen, mit dem Quark anrichten und sofort servieren.

Pro Portion

3655/873 kJ/kcal • 29 g Eiweiß
41 g Fett • 86 g Kohlenhydrate
11 g Ballaststoffe
69 mg Cholesterin

Geeignet für die
Blutgruppen A, B und AB

Für 4 Portionen

Bratlinge:
- 250 g Hirse
- Salz
- 2 EL Olivenöl
- 200 g Gemüse (Möhren, Kohlrabi, Sellerie oder Porree)
- 1 Zwiebel
- ¹/₂ Bund Petersilie
- 75 g Hirseflocken
- 100 g Dinkelbrösel zum Wenden
- Olivenöl zum Braten

Quark:
- 500 g Schichtkäse
- ¹/₈ l Milch
- 3–5 EL frisches kalt gepresstes Leinöl
- Salz

■ *Zubereitungszeit:*
90 Minuten

Varianten Wer den Geschmack von Leinöl nicht mag, kann etwas mehr Milch verwenden, um den Schichtkäse geschmeidig zu rühren. Für einen intensiveren Geschmack kann man den Quark zum Beispiel mit Kräutern oder frisch geriebenem Apfel und/oder Meerrettich anmachen. Die Hirsebratlinge sind auch etwas für Typ 0, der aber keine Milchprodukte essen und deshalb den Quark durch einen Dip ersetzen sollte.

Geeignet für alle Blutgruppen

Für 4 Portionen

- 300 g Grünkernmehl
- $1/2$ l Mineralwasser mit Kohlensäure
- 2 EL Olivenöl
- Salz

Außerdem:

- Olivenöl zum Braten

■ *Zubereitungszeit: 40 Minuten*

Grünkern-Pfannkuchen

1 Grünkernmehl, Mineralwasser, Öl und Salz miteinander verrühren und den Teig kurz ruhen lassen.

2 In einer Pfanne wenig Öl erhitzen. Portionsweise etwas Teig in die schräg gehaltene Pfanne füllen, durch Schwenken darin verteilen und zu dünnen Pfannkuchen ausbacken. Diese jeweils herausnehmen und im Backofen warm halten.

Pro Portion

1348/321 kJ/kcal • 8 g Eiweiß
8 g Fett • 52 g Kohlenhydrate
4,5 g Ballaststoffe
0 mg Cholesterin

Variante Diese an sich neutralen Pfannkuchen sind für alle Blutgruppen geeignet. Je nach Typ und Geschmack können sie mit einer Gemüse- oder auch Käsefüllung ergänzt werden. Begleitet von einem Salat sind sie eine leichte Hauptmahlzeit.

Geeignet für alle Blutgruppen

Für 4 Portionen

- 8 Scheiben helles Dinkel-Kastenbrot
- 4 dicke Scheiben Mozzarella (aus Büffelmilch)
- 2 Eier
- 2 EL Milch
- Salz
- 2 EL feines Dinkelmehl

Außerdem:

- Olivenöl zum Ausbacken

■ *Zubereitungszeit: 35 Minuten*

Mozzarella in Carozza

1 Die Brotscheiben entrinden. Auf 4 Brotscheiben je 1 Scheibe Mozzarella legen und mit den restlichen Brotscheiben zudecken. Die Brotränder kurz in kaltes Wasser tauchen und fest zusammendrücken.

2 Eier, Mich und Salz in einem tiefen Teller zu einer leicht schaumigen Konsistenz verschlagen. Das Mehl auf einen zweiten Teller geben.

3 Reichlich Öl in einer Pfanne bei starker Hitze erhitzen. Die gefüllten Brote zunächst in Mehl, dann in der Ei-Milch-Masse mehrmals wenden. Nacheinander im heißen Öl von beiden Seiten goldgelb ausbacken. Herausnehmen und auf Küchenkrepp abtropfen lassen. Sofort servieren.

Pro Portion

1346/321 kJ/kcal • 12 g Eiweiß
13 g Fett • 37 g Kohlenhydrate
5 g Ballaststoffe
125 mg Cholesterin

Variante Statt Mozzarella Feta oder Ziegenfrischkäse nehmen.

Pochierter Wildlachs

1 Die Fischfilets unter fließendem kaltem Wasser kurz abspülen und mit Küchenpapier abtupfen. Die Filets mit etwas Zitronensaft säuern und salzen. Kurz ruhen lassen. Den Dill waschen, trocknen und die Blättchen abzupfen.

2 Die Fischfilets nebeneinander in einen flachen Topf legen und nur knapp mit kaltem Wasser bedecken. Salz, Nelken, Lorbeerblatt, Dill und den restlichen Zitronensaft zugeben.

3 Den Fisch bei schwacher Hitze etwa 10 Minuten zugedeckt gar ziehen lassen.

4 In der Zwischenzeit für die Sauce den Meerrettich schälen und fein reiben. Sofort mit Zitronensaft vermischen, damit die Raspel nicht unansehnlich braun werden.

5 Den Apfel waschen, schälen und fein raspeln. Die Ingwerwurzel dünn schälen und fein reiben oder durch eine Knoblauchpresse drücken. Meerrettich, Apfel und Ingwer mit der Sahne beziehungsweise dem Joghurt verrühren.

6 Die Fischfilets auf vorgewärmte Teller legen und mit der Sauce anrichten.

Pro Portion

1479/353 kJ/kcal • 29 g Eiweiß
21 g Fett • 6 g Kohlenhydrate
1 g Ballaststoffe
156 mg Cholesterin

Geeignet für alle Blutgruppen

Für 4 Portionen

- 4 Wildlachsfilets à 150 g
- 3 EL Zitronensaft
- Salz
- einige Stängel Dill
- 3 Nelken
- 1 Lorbeerblatt

Sauce:
- 5 cm frischer Meerrettich
- 1 EL Zitronensaft
- 1 säuerlicher Apfel
- 1 cm frische Ingwerwurzel
- 150 g saure Sahne, Joghurt oder Sojasahne

■ *Zubereitungszeit: 40 Minuten*

Variante Dieses Rezept lässt sich ebenso gut mit Lachsforellenfilets oder auch mit anderen Fischsorten zubereiten. Zur geschmacklichen Abwechslung können Sie je nach Typ verschiedene Saucen, egal ob warme oder kalte, dazu reichen. Ebenso passt der Apfel-Ingwer-Meerrettich auch gut zu anderen Gerichten, die mit Fisch zubereitet werden.

Tipp Es empfiehlt sich, portionierte Stücke der Meerrettichwurzel tiefzukühlen und nach Bedarf in diesem Zustand zu reiben, damit die in ihr enthaltenen ätherischen Öle Ihnen nicht das Wasser in die Augen treiben. Die sofortige Zugabe von Zitronensaft verhindert das Braunwerden des Meerrettichs.

Suppen

Suppen halten Leib und Magen zusammen. Sie eignen sich als Zwischenmahlzeit oder als leichtes Abendessen. Manche Menschen lassen sich sogar zum Frühstück schon eine Suppe schmecken. Und ein richtiges Menü verlangt nach einer Suppe. In diesem Kapitel finden Sie Suppen für jeden Geschmack, für jeden Typ, leichte und gehaltvolle und viele Varianten, die sich sogar alle Blutgruppen gemeinsam schmecken lassen können.

Topinambur-Suppe

Geeignet für die Blutgruppen 0 und A

Für 4 Portionen

- 1 Zwiebel
- 350 g Topinambur
- 150 g Sellerie
- 150 g Kohlrabi mit Grün
- 2 EL Olivenöl
- 1 l Hühnerbrühe
- Salz
- gemahlener Kümmel

■ *Zubereitungszeit: 45 Minuten*

1 Die Zwiebel abziehen und fein schneiden. Die Topinambur-Knollen unter fließendem Wasser abwaschen und in Scheiben schneiden. Den Sellerie waschen, schälen und die Knolle in kleine Würfel schneiden. Kohlrabi waschen und putzen, dabei die zarten Kohlrabiblätter beiseite legen. Den Kohlrabi ebenfalls würfeln.

2 In einem Topf das Öl bei mittlerer Hitze erhitzen und die Zwiebelwürfel darin glasig anschwitzen. Topinambur, Sellerie und Kohlrabi zufügen und kurz angehen lassen. Die Brühe zugießen und alles 20 Minuten leise kochen lassen.

3 Das Kohlrabigrün fein schneiden und 5 Minuten vor Ende der Garzeit bis auf einen kleinen Rest zum Gemüse geben.

4 Das weiche Gemüse mit einem Mixstab pürieren. Die Suppe mit Salz und Kümmel würzen und mit dem restlichen Kohlrabigrün bestreuen.

Pro Portion

1978/513 kJ/kcal • 46 g Eiweiß
18 g Fett • 47 g Kohlenhydrate
8 g Ballaststoffe
0 mg Cholesterin

Variante Gebundene Suppen wie diese können durch die Zugabe von in Olivenöl gerösteten Dinkelbrot-Würfeln etwas gehaltvoller gemacht werden.

Info Topinambur wird immer frisch und ungeschält verwendet.

Chili-con-carne-Suppe

1 Die Bohnen über Nacht einweichen. Am nächsten Tag das Einweichwasser weggießen. Die Bohnen mit 3/4 Liter frischem Wasser aufkochen und bei mittlerer Hitze in etwa 90 Minuten weich kochen, dabei nach Bedarf noch heißes Wasser nachgießen. Erst nach dem Kochen salzen, sonst bleibt die Schale hart.

2 Inzwischen Zwiebel und Knoblauch abziehen und fein schneiden. Chilischote waschen, halbieren, Stielansätze und Samen entfernen und das Fruchtfleisch klein würfeln.

3 Das Öl in einem Topf erhitzen. Zwiebel, Knoblauch und Chili darin anschwitzen. Das Hackfleisch zufügen und unter Rühren anbraten. Paprikamark einrühren, das Fleisch mit Kochwasser der Bohnen auffüllen und aufkochen.

4 Nach 10 Minuten die Bohnen, Thymian und Ananassaft in die Suppe geben und alles zusammen noch weitere 15 Minuten bei mittlerer Hitze leise kochen lassen. Mit Salz würzen. Zum Schluss die Rosinen unterrühren.

Pro Portion

1475/352 kJ/kcal • 12 g Eiweiß
17 g Fett • 24 g Kohlenhydrate
11 g Ballaststoffe
35 mg Cholesterin

Geeignet für die
Blutgruppen 0 und B

Für 4 Portionen

- 150 g Limabohnen
- Salz
- 1 Zwiebel
- 1 Knoblauchzehe
- 1 grüne Chilischote
- 3 EL Olivenöl
- 200 g Rinderhackfleisch
- 2 EL rotes Paprikamark
- 1 Zweig frischer Thymian
- 4 EL Ananassaft
- 30 g eingeweichte Rosinen

■ *Zubereitungszeit:*
120 Minuten
Einweichen über Nacht

Grünkern-Gemüse-Suppe

1 Zwiebel abziehen und fein schneiden. Gemüse waschen, putzen, bei Bedarf schälen und klein schneiden.

2 Grünkernschrot in einem Topf ohne Fett bei mittlerer Hitze unter Rühren leicht bräunen.

3 Öl, Zwiebel und Gemüse zugeben und kurz mitschwitzen. Mit 1 Liter heißem Wasser ablöschen, salzen, zudecken und bei schwacher Hitze in etwa 20 Minuten gar kochen.

4 Kräuter waschen, trocknen, fein hacken und die Suppe damit garnieren.

Pro Portion

1066/255 kJ/kcal • 7 g Eiweiß
8 g Fett • 36 g Kohlenhydrate
6 g Ballaststoffe
0 mg Cholesterin

Geeignet für alle
Blutgruppen

Für 4 Portionen

- 1 Zwiebel
- 300 g gemischtes Gemüse nach Typ, Geschmack und Saison
- 200 g Grünkernschrot
- 2 EL Olivenöl
- Salz
Außerdem:
- frische Kräuter, z. B. Petersilie

■ *Zubereitungszeit:*
45 Minuten

Geeignet für die Blutgruppen 0 und AB

Für 4 Portionen

- 2 Zwiebeln
- 1 Knoblauchzehe
- 750 g reife Flaschen- oder Eiertomaten
- 1 EL Olivenöl
- 2 EL Tomatenmark
- 1 frischer Thymianzweig
- 1 Lorbeerblatt
- Salz
- Rohrzucker
- 200 ml Gemüsebrühe oder Wasser
- 1 große Hand voll frische Basilikumblätter
- Sojasahne

■ *Zubereitungszeit: 65 Minuten*

Tomatensuppe

1 Die Zwiebeln abziehen und fein zerkleinern. Die Knoblauchzehe abziehen und fein hacken. Die Stielansätze der Tomaten entfernen. Die Tomaten mit kochendem Wasser überbrühen und die Haut abziehen.

2 Das Öl in einem Topf erhitzen und die Zwiebelwürfel darin glasig anschwitzen. Knoblauch und Tomatenmark einrühren und kurz mitschwitzen lassen. Die Tomaten, den Thymianzweig und das Lorbeerblatt zufügen und alles mit Salz und Zucker würzen.

3 Die Gemüsebrühe oder das Wasser über die Tomaten gießen und zum Kochen bringen. Den Topf mit einem Deckel schließen und die Suppe bei mittlerer Hitze etwa 20 Minuten leise kochen lassen, bis die Tomaten weich sind.

4 Das Basilikum waschen, trocknen und fein schneiden. Etwa 5 Minuten vor Ende der Kochzeit den größten Teil der Basilikumblätter zugeben.

5 Das Lorbeerblatt aus dem Topf nehmen und verwerfen. Die Suppe mit einem Mixstab pürieren und durch ein feines Sieb streichen.

6 Die pürierte Suppe mit der Sojasahne verfeinern, auf Tellern anrichten und mit dem restlichen Basilikum bestreuen.

Pro Portion

374/90 kJ/kcal • 3 g Eiweiß
4 g Fett • 9 g Kohlenhydrate
5 g Ballaststoffe
2,3 mg Cholesterin

Variante Zum Verfeinern der Suppe für Typ 0 und AB verwendet man am besten Sojasahne. Falls gewünscht, kann Typ AB jedoch auch saure Sahne dafür verwenden. Allerdings sollte dann die Suppe erst am Tisch von jedem selber fertiggestellt werden, da Typ 0 keine saure Sahne verwenden kann und bei der Sojasahne bleiben wird.

Info An der Pflanze ausgereifte Tomaten weisen ein gutes Aroma auf, das sich in solch einer pürierten Suppe besonders gut entfalten kann.

Pastinaken-Möhren-Suppe

1 Die Pastinaken und die Möhren waschen, putzen, bei Bedarf schälen und in Würfel schneiden. In der Gemüsebrühe oder ganz leicht gesalzenem Wasser weich kochen. Das Gemüse abgießen, dabei die Brühe auffangen.

2 Das Öl in einem Topf erhitzen und das Mehl darin unter Rühren mit einem Schneebesen hell anschwitzen. Mit der Brühe ablöschen und von der Kochstelle nehmen.

3 Das Gemüse in die Brühe geben. Alles mit einem Mixstab pürieren. Mit Salz, Zucker und Zitronensaft würzen und die saure Sahne einrühren.

4 Petersilie waschen, trocknen, fein hacken und die Suppe damit garnieren.

Pro Portion

863/207 kJ/kcal • 4 g Eiweiß
10 g Fett • 23 g Kohlenhydrate
8 g Ballaststoffe
7 mg Cholesterin

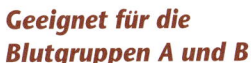

*Geeignet für die
Blutgruppen A und B*

Für 4 Portionen

- 600 g Pastinaken
- 200 g Möhren
- 3/4 l Gemüsebrühe oder Wasser
- 2 EL Olivenöl
- 1 EL feines Dinkelmehl
- Salz
- Zucker
- 1–2 EL Zitronensaft
- 3 EL saure Sahne
- 3 Stängel glatte Petersilie

■ *Zubereitungszeit:
30 Minuten*

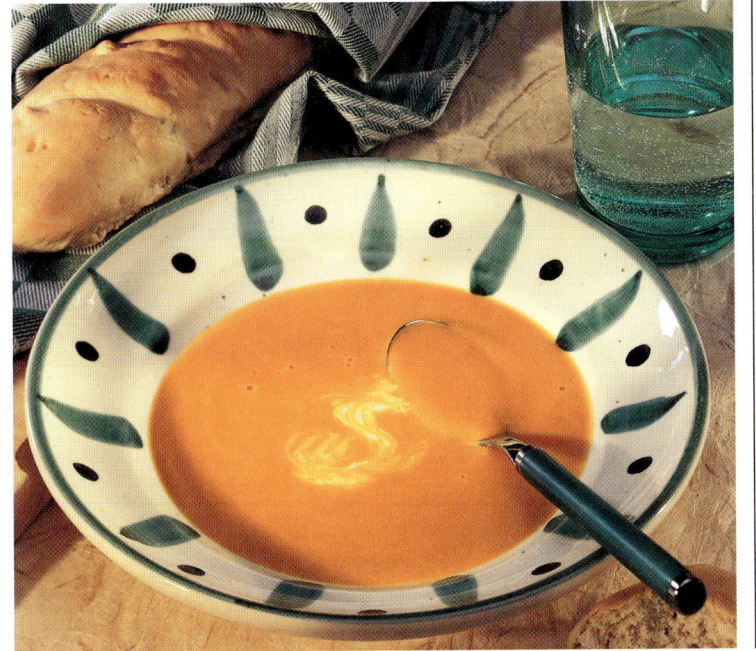

Wenn Sie die saure Sahne durch Sojasahne ersetzen, können alle Blutgruppen gemeinsam diese Suppe genießen.

Für 4 Portionen

- 2 getrocknete Mu-Err-Pilze
- 2 EL Hijiki-Algen
- 2 Wakame-Algen à 20 cm Länge
- 1 l Gemüsebrühe oder Wasser
- 1 Stange Staudensellerie oder Porree
- 1 Möhre
- 50 g Reisnudeln
- 1 EL Miso
- 1 EL Pfeilwurzelmehl (Arrowroot)
- 1 EL Tamari (Sojasauce)
- 1 EL Olivenöl

■ *Zubereitungszeit:*
45 Minuten

Miso-Suppe

1 Die Pilze in lauwarmem Wasser einweichen. Die Algen mit Brühe oder Wasser in einem Topf zum Kochen bringen und 15 Minuten auf dem Siedepunkt ziehen lassen.

2 In der Zwischenzeit Staudensellerie oder Porree waschen, putzen, dabei beim Sellerie die gröbsten Fasern abziehen, und die Stange in feine Ringe schneiden. Die Möhre waschen, schälen und in feine Scheiben schneiden.

3 Die Pilze ausdrücken und in feine Streifen schneiden. Die Algen aus der Kochflüssigkeit nehmen, in Streifen schneiden und wieder einlegen. Gemüse, Pilze und Nudeln in die sprudelnde Brühe geben und kurz mitkochen.

4 Miso und Pfeilwurzelmehl in etwas Kochflüssigkeit auflösen, in die Suppe rühren und diese wieder kurz aufkochen. Die Suppe mit Sojasauce und Öl abrunden.

Pro Portion
603/145 kJ/kcal • 7 g Eiweiß
6 g Fett • 28 g Kohlenhydrate
2 g Ballaststoffe
0 mg Cholesterin

Tipp Diese Suppe eignet sich nicht für Typ B, denn die fermentierte, sehr salzhaltige Miso-Paste, die Sie im Bioladen oder im Asienhandel kaufen können, enthält oft Gerste, die für Typ B nicht bekömmlich ist. Es gibt aber auch Miso aus Soja oder Reis.

Variante Je nach Typ und Geschmacksvorliebe können Sie die Miso-Suppe auch mit anderen Gemüsearten zubereiten.

Info Hijiki-Algen sind in Japan beliebte Lebensmittel. Das mineralstoffreiche Seegras wächst weit verzweigt und ist von sehr harter Struktur. Bevor es in den Handel kommt, werden die geernteten Algen getrocknet und dann etwa 4 Stunden unter Druck gekocht, damit sie weich werden. Nach einem zweiten Trocknen können sie verkauft werden. Ihr Geschmack erinnert ein wenig an Nüsse.

Blumenkohl-Suppe

Geeignet für die
Blutgruppen A, B und AB

Für 4 Portionen

- 1 Blumenkohl (etwa 600 g)
- 750 ml fettarme Milch
- Salz
- 1 Zwiebel
- 1 kleine Stange Porree
- 100 ml Olivenöl
- 15 g feines Dinkelmehl
- geriebene Muskatnuss
- glatte Petersilie und Kerbel

■ *Zubereitungszeit:*
45 Minuten

1 Blumenkohl waschen, putzen und in Röschen teilen. Ein paar Röschen zum Garnieren zur Seite stellen. In einen Topf 100 Milliliter Wasser mit etwas Milch geben, leicht salzen und den Blumenkohl darin in etwa 10 Minuten weich kochen. Den Blumenkohl mit einem Mixstab pürieren und beiseite stellen.

2 Zwiebel abziehen und fein schneiden. Porree waschen, putzen und in feine Ringe schneiden. Öl in einem Topf erhitzen und Zwiebel und Porree darin kurz anbraten. Das Mehl darüber stäuben und unter Rühren hell anschwitzen.

3 Den Topf von der Kochstelle nehmen und die restliche Milch einrühren. Unter ständigem Rühren mit einem Schneebesen erneut zum Kochen bringen. Das Blumenkohlpüree einrühren. Die Suppe mit Muskatnuss würzen.

4 Zum Garnieren die restlichen Blumenkohlröschen in sprudelndem Salzwasser in knapp 5 Minuten bissfest kochen und abgießen. Die Kräuter waschen, trocknen und die Blättchen fein hacken. Beides auf die fertige Suppe geben.

Pro Portion

1597/380 kJ/kcal • 11 g Eiweiß
29 g Fett • 16 g Kohlenhydrate
4 g Ballaststoffe
10 mg Cholesterin

Varianten Nach diesem Rezept lässt sich auch eine Brokkolisuppe zubereiten, die für alle Blutgruppen erlaubt ist. Die Suppe können Sie je nach Typ mit Sahne oder Sojasahne verfeinern, mit Currypulver, Zitrone und frischem Koriander abwandeln. Oder Sie geben für Typ 0 und A ohne Fett geröstete Sonnenblumenkerne, für Typ AB Kürbiskerne darüber. Typ B könnten Sie stattdessen mit Walnüssen oder Mandeln entschädigen.

Tipp Wenn Sie sich die Zeit dafür nehmen können, sollten Sie den Blumenkohl nach dem Putzen und vor der Zubereitung 30 Minuten kopfüber in kaltes Wasser legen. So werden eventuell vorhandene Raupen ausgeschwemmt.

Kürbissuppe

Für 4 Portionen

- 1 große Zwiebel
- 350 g Kürbisfleisch
  (Sorte Hokkaido)
- 2 EL Olivenöl
- 400 ml Gemüsebrühe
- 200 ml Soja- oder Reismilch
- 100 ml Ananassaft
- 2 EL Kürbiskerne
- Salz
- Nelkenpulver
- frisch geriebene Muskatnuss
- 1/2 TL Korianderpulver

Außerdem:

- 2 EL Kürbiskernöl

■ *Zubereitungszeit:
45 Minuten*

1 Zwiebel abziehen und fein schneiden. Kürbis raspeln.

2 Öl erhitzen und die Zwiebel darin anschwitzen. Kürbisfleisch kurz mit anbraten. Brühe, Milch und Saft einrühren. Aufkochen und bei mittlerer Hitze etwa 15 Minuten leise kochen lassen.

3 Inzwischen die Kürbiskerne in einer Pfanne ohne Fett rösten, herausnehmen und abkühlen lassen.

4 Die Suppe von der Kochstelle nehmen und mit einem Mixstab pürieren. Mit Salz, Nelken, Muskatnuss und Koriander würzen. Bei Bedarf Flüssigkeit zufügen.

5 Suppe auf Teller schöpfen, jeweils 1/2 Esslöffel Kürbiskernöl auf die Suppe geben und mit einer Gabel dekorativ verteilen. Kürbiskerne darüber streuen.

Pro Portion

1106/263 kJ/kcal • 11 g Eiweiß
20 g Fett • 9 g Kohlenhydrate
1,5 g Ballaststoffe
0 mg Cholesterin

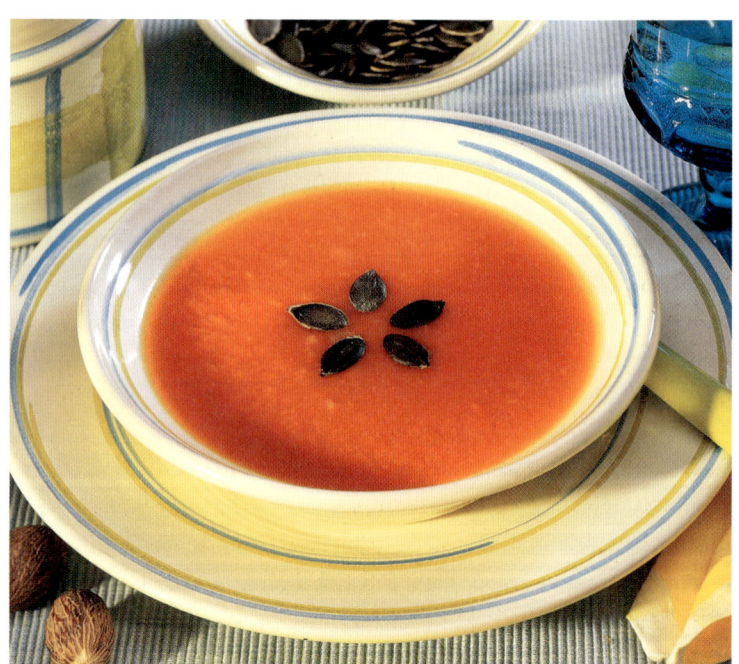

*Probieren Sie die
Kürbissuppe auch mal mit
Currypulver gewürzt,
statt mit Nelkenpulver und
Muskatnuss.*

Gemüsesuppe mit Pesto

1 Die Bohnen über Nacht in Wasser einweichen. Am nächsten Tag das Einweichwasser wegschütten. Die Bohnen mit frischem Wasser bedecken, aufkochen, die Hitze reduzieren und bei mittlerer Hitze etwa 30 Minuten kochen. Abseihen.

2 Inzwischen die Gemüsezwiebel abziehen und in Scheiben schneiden. Porree und Staudensellerie waschen, putzen, dabei beim Sellerie die gröbsten Fasern abziehen, und die Stangen in Scheiben schneiden. Möhren waschen, schälen und ebenfalls in Scheiben schneiden. Brokkoli putzen und in Stücke teilen.

3 Öl in einem Topf erhitzen und die Zwiebel darin glasig anschwitzen. Das Gemüse zugeben und unter Rühren kurz angehen lassen. Mit 1 Liter heißem Wasser ablöschen, die Bohnen zugeben, zudecken und alles zusammen 40 Minuten bei schwacher Hitze leise kochen lassen.

4 In der Zwischenzeit für das Pesto die Petersilie waschen und die Blätter von den Stielen zupfen. Die Knoblauchzehen abziehen und grob hacken. Den Käse reiben. Diese Zutaten mit den Walnusskernen und dem Olivenöl mit dem Mixstab des Handrührgerätes pürieren. Nach Bedarf leicht salzen, dabei bedenken, dass der Käse selbst schon salzig schmeckt. Kühl stellen.

5 Die Reisnudeln 5 Minuten vor Ende der Garzeit der Bohnen in die Bohnensuppe streuen. Mit Salz würzen. Das Pesto bei Tisch dazu reichen.

Pro Portion

887/211 kJ/kcal • 10 g Eiweiß
7 g Fett • 25 g Kohlenhydrate
11 g Ballaststoffe
9 mg Cholesterin

Geeignet für alle Blutgruppen

Für 4 Portionen

- 80 g weiße Bohnen
- 1 große Gemüsezwiebel
- 2 Stangen Porree
- 1 Stange Staudensellerie
- 2 Möhren
- 1 kleiner Kopf Brokkoli
- 2 EL Olivenöl
- 50 g griechische Reisnudeln
- Salz

Petersilien-Pesto:
- 50 g glatte Petersilie
- 1–2 Knoblauchzehen
- 30 g Pecorino-Käse
- 2 EL gehackte Walnusskerne
- 3 EL Olivenöl
- Salz

■ *Zubereitungszeit:
90 Minuten
Einweichen über Nacht*

Varianten Statt der Reisnudeln lassen sich auch klein gebrochene Dinkel-Spaghetti verwenden, die dann allerdings 10 Minuten leise mitkochen sollen. Für Typ 0 und AB kann man der Suppe noch geschälte Tomaten hinzufügen. Die Auswahl der Gemüse lässt sich je nach Typ und Saison variieren. Statt des Pesto passt auch nur frisch geriebener Pecorino sehr gut dazu.

Für 4 Portionen

- 250 g Spinat
- 4 EL Olivenöl
- 1 Zwiebel
- 2 Knoblauchzehen
- 300 g Petersilienwurzeln
- 2 Stangen Staudensellerie
- 3 Bund glatte Petersilie
- 1 l Gemüsebrühe
- 1 Lorbeerblatt
- Salz
- frisch geriebene Muskatnuss

Außerdem:

- 100 g saure Sahne (B, AB) oder Sojasahne (alle)

■ *Zubereitungszeit: 50 Minuten*

Grüne Suppe

1 Den Spinat unter fließendem kaltem Wasser waschen und etwas abtropfen lassen. In einer Pfanne die Hälfte vom Öl erhitzen, den Spinat zugeben und unter Wenden darin zusammenfallen lassen. Zudecken und 5 Minuten dünsten. Die Pfanne von der Kochstelle nehmen und zur Seite stellen.

2 Die Zwiebel und die Knoblauchzehen abziehen und fein schneiden. Die Petersilienwurzeln waschen, bei Bedarf schälen und in Scheiben schneiden. Den Staudensellerie waschen, putzen und in Scheiben schneiden. Die Petersilie waschen und trocknen.

3 Das restliche Öl in einem entsprechend großen Topf erhitzen und die Zwiebelwürfel darin anschwitzen. Knoblauchwürfel zugeben und kurz mitbraten. Petersilienwurzeln und Stauden-

sellerie zufügen und die Gemüsebrühe aufgießen. Das Lorbeerblatt einlegen, zudecken und den Topfinhalt bei schwacher Hitze 20 Minuten leise kochen lassen. 5 Minuten vor Ende der Garzeit die Petersilienstängel zufügen und mitkochen lassen.

4 Die Suppe von der Kochstelle nehmen, das Lorbeerblatt entfernen, den Spinat zugeben, und alles mit einem Mixstab pürieren. Die pürierte Suppe mit Salz und Muskatnuss würzen.

5 Bei Tisch je nach Typ mit einem Klecks saurer Sahne beziehungsweise Sojasahne verfeinern.

Pro Portion

830/197 kJ/kcal • 5 g Eiweiß
17 g Fett • 5 g Kohlenhydrate
3 g Ballaststoffe
9 mg Cholesterin

Variante Statt Spinat können Sie für diese Suppe auch Grünkohl oder Mangold nehmen. Zum Verfeinern der Suppe bei Tisch können Typ B und AB saure Sahne und Typ A und 0 Sojasahne verwenden. Einfacher ist es, gleich für alle Sojasahne zu verwenden, da diese für alle Bluttypen in Ordnung ist. Dann kann man die Suppe getrost in der Küche fertigstellen und braucht sich weiter keine Umstände zu machen.

Zwiebel-Knoblauch-Suppe

1 Die Zwiebeln und die Schalotten abziehen und in nicht zu feine Ringe schneiden. Den Porree waschen, putzen und in feine Ringe schneiden. Die Knoblauchknolle in einzelne Zehen zerteilen, diese abziehen und ganz lassen.

2 Das Öl in einem Topf erhitzen. Zwiebel, Schalotten und Knoblauch darin anbraten, die Hitze reduzieren und unter Rühren 20 Minuten lang bräunen.

3 Inzwischen die Gemüsebrühe oder das Wasser erhitzen. Den Topfinhalt damit ablöschen. Salz, Lorbeerblatt, Kümmel, Thymian und, wenn gewünscht, den Wein einrühren. Die Suppe bei schwacher Hitze weitere 45 Minuten leise kochen lassen.

4 Den Backofen auf Grillstufe vorheizen. Den Mozzarella-Käse in entsprechend viele Scheiben schneiden.

5 Kurz vor Ende der Kochzeit der Suppe die Brotscheiben im Backofen von beiden Seiten goldbraun rösten. Mit Mozzarella belegen und auf den Boden der Suppenteller beziehungsweise -tassen legen.

6 Die Suppe nach Belieben mit Sherry würzen. Auf die Brotscheiben schöpfen und sehr heiß servieren.

Pro Portion

1835/437 kJ/kcal • 13 g Eiweiß
13 g Fett • 55 g Kohlenhydrate
11 g Ballaststoffe
7 mg Cholesterin

Variante Mit der Wahl der Käsesorte kann man grundsätzlich oder je nach Typ Abwechslung schaffen. Für die klassische französische Variante gibt man die fertige Suppe in weite Suppentassen, legt die gerösteten Brotscheiben mit dem Käse obenauf und überbackt das Ganze im Backofen, bis der Käse zu schmelzen beginnt.

Info Zwiebeln und Schalotten sind für alle Blutgruppen geeignet. Aufgrund ihrer desinfizierenden Wirkung stärken und kräftigen sie das Immunsystem des Menschen, weshalb sie regelmäßig auf dem Speiseplan stehen sollten.

Geeignet für alle
Blutgruppen

Für 4 Portionen

- 2 rote Zwiebeln
- 2 weiße Zwiebeln
- 2 gelbe Zwiebeln
- 3 Schalotten
- 2 Stangen Porree
- 1 Knoblauchknolle
- 2 EL Olivenöl
- 1 l Gemüsebrühe oder Wasser
- Salz
- 1 Lorbeerblatt
- $1/2$ TL gemahlener Kümmel
- einige Thymianzweige
- 100 ml Weißwein, nach Wunsch
- 2 EL trockener Sherry, nach Wunsch

Außerdem:
- 4–8 Scheiben helles Dinkelbrot
- 1 Kugel Mozzarella (aus Büffelmilch)

■ *Zubereitungszeit:*
   90 Minuten

Salate

Wer Rohkost mag, kann von Salaten kaum genug bekommen. Man sollte aber darauf achten, ob ein Salat am Abend nicht zu schwer im Magen liegt. Vielen bekommt Rohkost am Abend gar nicht, sie klagen über Bauchgrimmen und schlafen schlecht. Wer so reagiert, sollte den Salat lieber mittags essen und am Abend eine Suppe oder ein Gericht aus gedünstetem Gemüse. Dieses Kapitel bietet viele Anregungen für Salate, die je nach Typ mit Käse, Croûtons, Tofu, Eiern, Fleisch oder Fisch angereichert werden können.

Raffinierte Marinade

Geeignet für alle Blutgruppen

Für 4 Portionen

- 100 ml Olivenöl (alle) oder Rapsöl (0, A, AB)
- 50 ml Zitronensaft
- 1/4 TL Salz
- 1 TL Fruchtmus oder Konfitüre (z. B. Kirsche, Preiselbeere, Ingwer oder je nach Typ)

■ *Zubereitungszeit: 10 Minuten*

In einer Schüssel Öl und Zitronensaft mit einem Schneebesen verrühren. Mit Salz, Fruchtmus oder Konfitüre würzen und nach Geschmack ergänzen.

Pro Portion

979/234 kJ/kcal • 1 g Eiweiß
25 g Fett • 2 g Kohlenhydrate
0 g Ballaststoffe
0 mg Cholesterin

Topinambur-Salat

Geeignet für die Blutgruppen 0 und A

Für 4 Portionen

- 4 EL Olivenöl
- 2 EL Ananassaft
- 1 EL Zitronensaft
- Salz
- eventuell Currypulver
- 350 g Topinambur
- 4 Scheiben Ananas
- 1 rote Paprikaschote (0)
- Koriandergrün oder Petersilie
- 2 EL gehackte Walnüsse

■ *Zubereitungszeit: 20 Minuten*

1 In einer Schüssel Öl, Ananas- und Zitronensaft sowie Salz und nach Geschmack Currypulver mit einem Schneebesen verrühren.

2 Die Topinamburknollen unter fließendem Wasser waschen und sehr fein würfeln. Sofort in die Marinade geben.

3 Die Ananas ebenfalls würfeln. Die Paprikaschote waschen, Stielansatz und Samen entfernen und das Fruchtfleisch klein schneiden. Beides unter den Salat mischen.

4 Die Kräuter waschen, trocknen und fein hacken.

5 Die Nüsse über den Salat streuen und diesen mit den Kräutern garnieren.

Pro Portion

1060/253 kJ/kcal • 4 g Eiweiß
16 g Fett • 26 g Kohlenhydrate
8 g Ballaststoffe
0 mg Cholesterin

Brotsalat

1 Den Backofen auf Grillstufe vorheizen. Die Brotscheiben auf ein Backblech legen und im Backofen knusprig rösten, herausnehmen und in Stücke brechen. Auf dem Boden einer Salatschüssel verteilen.
2 Die Salate waschen, trocknen und in Streifen schneiden. Die Gurke schälen und das Fruchtfleisch würfeln. Die Tomaten waschen und klein schneiden. Die Frühlingszwiebeln waschen, putzen und in feine Streifen oder Ringe schneiden. Die vorbereiteten Zutaten über die gerösteten Brotstücke geben.

3 Knoblauch abziehen und durch eine Knoblauchpresse drücken. Aus Öl, Zitronensaft, Knoblauch, Salz und Ingwerpulver eine Marinade rühren. Unter den Salat mischen. Den Salat mindestens 1 Stunde durchziehen lassen.
4 Die Kräuter waschen, trocknen, fein hacken und über den Salat geben.

Pro Portion

887/212 kJ/kcal • 5 g Eiweiß
11 g Fett • 22 g Kohlenhydrate
6 g Ballaststoffe
0,33 mg Cholesterin

Geeignet für die Blutgruppen 0 und AB

Für 4 Portionen

- 3 große Scheiben altbackenes Dinkelbrot oder Essener Brot
- 1 Bund Rucola oder 100 g Portulak, Feldsalat, Sauerampfer
- 1 kleine Gemüsegurke
- 4 Tomaten
- 4 Frühlingszwiebeln
- 2 Knoblauchzehen
- 3 EL Olivenöl
- 3 EL Zitronensaft
- Salz
- 1/2 TL Ingwerpulver

Außerdem:
- reichlich frische Kräuter (glatte Petersilie, Koriander, Basilikum, Minze)

■ *Zubereitungszeit: 35 Minuten*
Durchziehzeit: 60 Minuten

Romana-Rucola-Salat

1 Romana-Salat und Rucola waschen, trockenschleudern und in Streifen schneiden.
2 Die Gurke waschen, nach Bedarf schälen und das Fruchtfleisch in feine Scheiben hobeln.
3 Frühlingszwiebeln waschen, putzen und in feine Scheiben schneiden. Beziehungsweise die Gemüsezwiebel abziehen und in feine Ringe schneiden.
4 In einer Salatschüssel Öl, Zitronensaft und Salz mit einem

Schneebesen zu einem Dressing verrühren. Romana-Salat und Rucola zugeben und unter das Dressing mischen.
5 Den Dill waschen, trocknen und fein hacken. Über den Salat geben.

Pro Portion

461/110 kJ/kcal • 2 g Eiweiß
9 g Fett • 4 g Kohlenhydrate
1,5 g Ballaststoffe
0 mg Cholesterin

Geeignet für alle Blutgruppen

Für 4 Portionen

- 1 Kopf Romana-Salat
- 1–2 Bund Rucola
- 1 kleine Gemüsegurke
- 3 Frühlingszwiebeln oder 1 Gemüsezwiebel
- 3 EL Olivenöl
- 2 EL Zitronensaft
- Salz

Außerdem:
- 1 Bund Dill

■ *Zubereitungszeit: 20 Minuten*

**Geeignet für alle
Blutgruppen**

Für 4 Portionen

- 150 g brauner Langkornreis
- Salz
- 300 g Putenfleisch, gekocht
  oder gebraten
- 2 rote Zwiebeln
- 2 Stangen Staudensellerie
- 2 Möhren
- 4 Scheiben Ananas
- 50 g geschälte Mandeln
- 150 g Sojasahne
- 2 EL Sojasauce
- 2 EL Zitronensaft
- 2 EL Ananassaft (A, AB)
- 1/2 TL Kurkuma (Gelbwurz)
- 1/2 TL Kreuzkümmel (Kumin)
- 1/2 TL Koriander
- Rohrzucker
- 3 cm frische Ingwerwurzel

Außerdem:
- frischer Koriander oder glatte
  Petersilie

■ *Zubereitungszeit:
  70 Minuten*

Orientalischer Putensalat

1 Den Reis waschen. 300 Milliliter Wasser in einen Topf geben, salzen und zum Kochen bringen. Den Reis zufügen, die Hitzezufuhr reduzieren und den Reis bei schwacher Hitze in 30 Minuten ausquellen lassen. Von der Kochstelle nehmen und abkühlen lassen. Wenn es schnell gehen soll, den Reis in den Kühlschrank stellen.

2 Das Putenfleisch zunächst schräg zur Faser in Streifen, dann in Würfel schneiden.

3 Die Zwiebeln abziehen und klein schneiden. Den Staudensellerie waschen, putzen, dabei die groben Fasern entfernen und die Stangen in feine Scheiben schneiden. Die Möhren waschen, schälen und grob raspeln.

4 Die Ananas in feine Stifte schneiden beziehungsweise die Banane schälen und in Scheiben schneiden. Alle Zutaten in eine Schüssel geben.

5 Die Mandeln mit einem Mixstab zerkleinern. Sojasahne, Sojasauce, Zitronensaft – und nach Typ Ananassaft – sowie die Gewürze, bis auf Ingwer, zugeben und alles fein pürieren.

6 Die Ingwerwurzel dünn schälen, fein reiben und unter die Sauce mischen. Diese nach Bedarf noch mit etwas Saft oder wenig Wasser verdünnen.

7 Den abgekühlten Reis unter den Salat mischen. Die Sauce zufügen und alles vermengen.

8 Die Kräuter waschen, trocknen, fein hacken und über den Salat geben.

Pro Portion

1542/368 kJ/kcal • 26 g Eiweiß
9 g Fett • 39 g Kohlenhydrate
7 g Ballaststoffe
45 mg Cholesterin

Varianten Dieser bunte Salat ist ein gutes Resteessen, das man mit übrig gebliebenem Reis und Putenfleisch zubereiten kann. Für 0 und B lässt sich die Ananas auch durch Bananen oder reife Mangos ersetzen und für alle passt noch zusätzlich eine Hand voll eingeweichte Rosinen dazu. Typ B verträgt auch eine Marinade mit richtiger Sahne, Typ A und AB mit Joghurt statt mit Sojasahne.

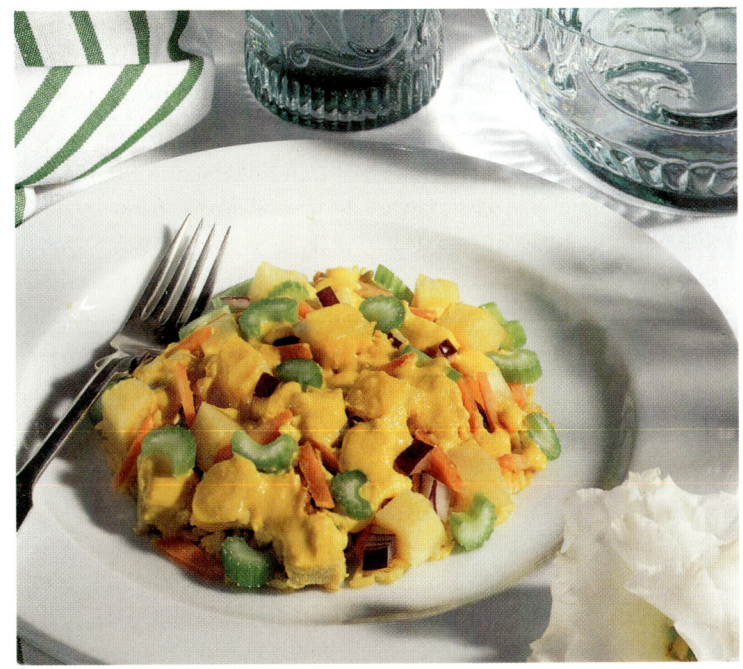

Verwenden Sie für den Spinatsalat, den alle Blutgruppen gleich gut vertragen, nur frischen jungen Spinat. Dieser schmeckt besonders zart.

Spinat-Salat

1 Spinat waschen, trocknen und falls nötig klein schneiden.
2 Die Zwiebeln abziehen und in Ringe schneiden.
3 Die Mandeln in einer Pfanne ohne Fett goldbraun rösten, herausnehmen und abkühlen lassen. Grob hacken.
4 Etwa die Hälfte des Feta-Käses mit einer Gabel zerdrücken. Mit Öl, Zitronensaft, Salz und Ingwerpulver verrühren und nach Bedarf noch etwas Flüssigkeit zufügen.

5 Den Spinat in eine flache Schüssel geben. Den restlichen Feta in dünne Scheiben schneiden und darüber verteilen. Die Zwiebelringe zufügen.
6 Die Sauce über den Salat träufeln. Mit den Mandeln bestreuen und sofort servieren.

Pro Portion

1494/357 kJ/kcal • 13 g Eiweiß
30 g Fett • 5 g Kohlenhydrate
5 g Ballaststoffe
23 mg Cholesterin

Geeignet für alle Blutgruppen

Für 4 Portionen

- 250 g junger Blattspinat
- 2 rote Zwiebeln
- 100 g geschälte Mandeln
- 150 g Feta
- 3 EL Olivenöl
- 3 EL Zitronensaft
- Salz
- Ingwerpulver

■ *Zubereitungszeit:
45 Minuten*

Für 4 Portionen

- 1 kleiner Hokkaido-Kürbis
- 3 Zucchini à 150 g
- 1 große Zwiebel
- kalt gepresstes Rapsöl zum Braten
- 2 Knoblauchzehen
- 3 EL Kürbiskernöl
- 3 EL Zitronensaft
- Salz
- Ingwerpulver

Außerdem:

- 1 Hand voll frische Basilikumblätter

■ *Zubereitungszeit:
25 Minuten
Durchziehzeit: 60 Minuten*

Kürbis-Salat

1 Den Kürbis waschen, trockentupfen und in Achtel schneiden. Mit einem Löffel das faserige Innere und die Samen herauskratzen. Das Fruchtfleisch mit der Schale in fingerdicke Scheiben schneiden. Die Schale nicht wegwerfen.

2 Die Zucchini waschen, nicht schälen, Stiel- und Blütenansatz entfernen und das Fruchtfleisch in fingerdicke Scheiben schneiden. Die Zwiebel abziehen, in dünne Scheiben schneiden und zu Ringen auseinander zupfen.

3 In einer entsprechend großen Pfanne das Rapsöl erhitzen und die Gemüsescheiben darin bei mittlerer Hitze portionsweise goldbraun braten, dabei nach Bedarf Öl nachgießen. Die Scheiben herausnehmen und auf Küchenkrepp abtropfen lassen.

4 Die warmen Kürbis- und Zucchinischeiben abwechselnd ziegelartig auf einer Platte an-

richten und die Zwiebelringe darüber verteilen.

5 Den Knoblauch abziehen und durch eine Knoblauchpresse drücken. Aus Kürbiskernöl, Zitronensaft, Knoblauch, Salz und Ingwerpulver mit einem Schneebesen eine Marinade rühren.

6 Die Marinade über die Kürbis- und Zucchinischeiben gießen und gut verteilen. Die Platte mit Folie abdecken und den Salat mindestens 1 Stunde marinieren, damit Kürbis und Zucchini ihren Geschmack aufnehmen können.

7 Das Basilikum waschen, trocknen und große Blätter klein zupfen. Als Dekoration auf den Salat legen.

Pro Portion

743/177 kJ/kcal • 3 g Eiweiß
14 g Fett • 7 g Kohlenhydrate
3 g Ballaststoffe
0 mg Cholesterin

Info Statt Kürbiskernöl lässt sich auch das für alle Bluttypen verträgliche Olivenöl verwenden. Für diesen feinen Salat sollte es ein Öl von allerbester Qualität sein. Olivenöl aus erster Pressung trägt die Bezeichnung »natives Olivenöl extra« und ist in gut sortierten Lebensmittelläden erhältlich.

Zwiebel-Gurken-Salat

1 Zwiebeln abziehen, in Ringe schneiden. In einer Schüssel mit ½ Teelöffel Salz mischen, 5 Minuten stehen lassen.

2 Die Gurke waschen, schälen und in dünne Scheiben hobeln. Ebenfalls in einer Schüssel mit ½ Teelöffel Salz marinieren und kurz zur Seite stellen.

3 Petersilie waschen, trocknen, die dicken Stiele abschneiden und die Blätter fein hacken.

4 Das Salz in die Zwiebeln einreiben und den Saft auspressen. Mit der Gurke ebenso verfahren.

Beides auf einer Platte miteinander anrichten und mit der Petersilie bestreuen.

5 Saft von 1 Zitrone auspressen und über die Mischung gießen. Die andere Zitrone in Achtel schneiden und als Dekoration um den Salat legen. Mit einem Klecks Joghurt besetzen.

Pro Portion

318/76 kJ/kcal • 3 g Eiweiß
3 g Fett • 9 g Kohlenhydrate
5 g Ballaststoffe
9 mg Cholesterin

Geeignet für alle Blutgruppen

Für 4 Portionen

- 500 g Gemüsezwiebeln
- Salz
- 1 kleine Gemüsegurke
- 10 Stängel glatte Petersilie
- 2 unbehandelte Zitronen
Außerdem:
- Joghurt aus Schafsmilch

■ *Zubereitungszeit: 30 Minuten*

Sellerie-Ananas-Salat

1 Sellerie waschen, putzen, dabei mit einem Messer die gröbsten Fasern abziehen, und die Stangen in 1 Zentimeter breite Scheiben schneiden.

2 Die Ananasscheiben fein würfeln und zusammen mit dem Sellerie in eine Schüssel geben.

3 Aus Öl, Zitronen- und Ananassaft, Salz und Currypulver mit einem Schneebesen eine

Marinade rühren. Über den Salat geben und alles vermischen.

4 Zum Schluss die gehackten Nüsse darüber geben. Bis zur Verwendung kühl stellen.

Pro Portion

861/205 kJ/kcal • 4 g Eiweiß
16 g Fett • 10 g Kohlenhydrate
3 g Ballaststoffe
0 mg Cholesterin

Geeignet für alle Blutgruppen

Für 4 Portionen

- 500 g Staudensellerie
- 4 Scheiben Ananas
- 4 EL Olivenöl
- je 2 EL Zitronen- und Ananassaft
- Salz
- Currypulver
Außerdem:
- 75 g gehackte Walnüsse

■ *Zubereitungszeit: 20 Minuten*

Variante Der Salat kann durch säuerliche Äpfel noch ergänzt werden. Zum Würzen kann man statt Currypulver frischen Ingwer und statt Salz Sojasauce verwenden.

Für 4 Portionen

- 500 g Blumenkohl
- 500 g Brokkoli
- Salz
- 1 große rote Zwiebel
- 1 Knoblauchzehe
- 6 EL Olivenöl
- 3 EL Zitronensaft
- frisch geriebene Muskatnuss

■ *Zubereitungszeit: 35 Minuten*

Brokkoli-Blumenkohl-Salat

1 Blumenkohl und Brokkoli waschen, in Röschen teilen. Die groben Stiele abschneiden und in Scheiben schneiden.

2 In einem entsprechend großen Topf Salzwasser zum Kochen bringen. Zunächst die Blumenkohl- und Brokkolistiele in das sprudelnde Wasser einlegen und 5 Minuten blanchieren. Anschließend die Röschen zufügen und für weitere 5 Minuten mitkochen; das Gemüse soll bissfest sein. Alles mit einer Schaumkelle herausheben, etwas abkühlen lassen und nach Bedarf in mundgerechte Stücke schneiden. In eine Salatschüssel geben und bis zur weiteren Verwendung kühl stellen.

3 Die Zwiebel abziehen, in feine Scheiben schneiden und zu Ringen auseinander zupfen.

4 Die Zwiebelringe über dem Gemüse verteilen.

5 Die Knoblauchzehe abziehen und durch eine Knoblauchpresse pressen.

6 Aus Öl, Zitronensaft, Knoblauch, Salz und Muskatnuss eine Marinade rühren, dabei eventuell etwas vom Kochwasser zufügen, um sie zu strecken. Die Marinade über den Salat geben.

Pro Portion

992/236 kJ/kcal • 7 g Eiweiß
19 g Fett • 8 g Kohlenhydrate
5 g Ballaststoffe
0 mg Cholesterin

Varianten Dieser Salat ist nur mit Brokkoli, ohne Blumenkohl, zubereitet für alle Blutgruppen sehr bekömmlich. Statt Muskatnuss kann man dann Currypulver zum Würzen verwenden. Oder je nach Typ den Zitronensaft gegen Ananassaft austauschen, den Salat mit einem hart gekochten Ei pro Person garnieren oder gehackte Mandeln darüber streuen.

Tipp Dieser Salat lässt sich gut vorbereiten, denn er verträgt es, länger durchzuziehen. Sie können ihn auch am Abend vor dem eigentlichen Essen zubereiten und dann zugedeckt in den Kühlschrank geben. Vor dem Servieren kurz bei Zimmertemperatur stehen lassen, damit sich sein Aroma voll entwickelt.

Hirse-Petersilie-Salat

1 Die Hirse erst kalt, dann heiß waschen und gut abtropfen lassen. In einem entsprechend großen Topf ¼ Liter frisches Wasser einfüllen, salzen und die Hirse einrühren. Alles zum Kochen bringen und die Hirse zunächst bei mittlerer Hitze 10 Minuten leise kochen lassen, dann bei schwacher Hitze zugedeckt noch mindestens 15 Minuten ausquellen lassen. Die Hirse in eine Salatschüssel geben und auskühlen lassen.

2 Die Gurke schälen und fein würfeln. Die roten Zwiebeln abziehen und fein schneiden. Die Frühlingszwiebeln waschen, putzen und in feine Ringe schneiden. Die Petersilie kurz waschen, trocknen und fein hacken. Alle diese Zutaten unter die Hirse mischen. Mindestens 1 Stunde kühl stellen.

3 Die Tomaten waschen und das Fruchtfleisch in Achtel schneiden. Beziehungsweise die Paprikaschote waschen, halbieren, Stielansatz und Samen entfernen und das Fruchtfleisch fein würfeln. Zur Seite stellen (siehe Variante).

4 Aus Öl, Zitronensaft und Salz mit einem Schneebesen eine Marinade rühren, dabei nach Bedarf noch etwas Flüssigkeit zufügen. Die Marinade über den Salat gießen und alles gut miteinander vermischen.

5 Die Minze waschen, trocknen, fein hacken und über den Salat streuen.

Pro Portion

538/128 kJ/kcal • 5 g Eiweiß
1 g Fett • 23 g Kohlenhydrate
5 g Ballaststoffe
0 mg Cholesterin

Geeignet für die
Blutgruppen B und AB

Für 4 Portionen

- 100 g Hirse
- Salz
- 1 kleine Gemüsegurke
- 2 rote Zwiebeln
- 3 Frühlingszwiebeln
- 250 g glatte Petersilie
- 2 Tomaten (Typ AB) oder
  1 grüne Paprikaschote (Typ B)
- 4 EL Olivenöl
- 3 EL Zitronensaft
Außerdem:
- frische Minze

■ *Zubereitungszeit:*
 45 Minuten
 Durchziehzeit: 60 Minuten

Variante Ohne Tomaten und Paprikaschoten ist dieser Salat für alle Blutgruppen geeignet. Dann kann man stattdessen Staudensellerie und/oder Möhren zugeben. Für Typ B wird er mit Paprikaschote angemacht, für Typ AB mit Tomate. Wollen beide zusammen essen, so muss der Salat von vornherein geteilt und separat gemischt werden. Oder man teilt den Salat nach dem Durchziehen und gibt Tomaten beziehungsweise Paprikaschoten erst dann dazu.

Hauptgerichte und Beilagen

Die Vorschläge für Hauptgerichte enthalten sowohl vegetarische Gerichte als auch solche mit Fleisch und Fisch. Damit kann man die verschiedensten Essgemeinschaften bewirten, zumal sich durch viele Varianten alles noch erheblich verändern lässt. Viele der Gerichte sind, mit kleinen Abwandlungen, auch für größere Essrunden und sogar für alle Blutgruppen geeignet. Zuweilen sind Vorschläge für passende Beilagen angefügt. Andere Beilagen kann man im Kapitel Vorspeisen und Salate finden. Ein Tipp: Reis passt immer und für alle!

Artischocken-Risotto

Geeignet für die Blutgruppen 0 und A

Für 4 Portionen

- 8 kleine zarte Artischocken
- Saft von 1 Zitrone
- 1 l Gemüse- oder Hühnerbrühe (oder $^3/_4$ l Brühe und $^1/_4$ l Weißwein)
- 2 Zwiebeln
- 6 EL Olivenöl
- Salz
- 400 g Risotto-Reis (Vialone oder Carnaroli)
- 50 g frisch geriebener Pecorino

Außerdem:
- 1 Hand voll frische glatte Petersilie

■ *Zubereitungszeit: 70 Minuten*

1 Die Artischocken waschen, harte Blattspitzen entfernen. Artischocken längs vierteln und sofort mit etwas Zitronensaft beträufeln. Die Brühe bis kurz unter den Siedepunkt erhitzen und auf dieser Temperatur halten. Die Zwiebeln abziehen und fein schneiden.

2 Das Öl erhitzen und die Zwiebeln unter Rühren darin glasig dünsten. Die Artischocken etwa 10 Minuten mitdünsten, salzen und mit dem restlichen Zitronensaft beträufeln.

3 Den Reis zugeben und unter Rühren anschwitzen, bis er alles Fett aufgesogen hat. Falls gewünscht, mit Weißwein, ansonsten mit etwas Brühe ablöschen. Immer nur so viel heiße Brühe unter den Reis rühren, dass er gerade bedeckt ist. Erst wieder nachgießen, wenn die Brühe aufgesogen ist. Der Reis soll zwar weich, aber noch bissfest sein. Das dauert etwa 20 Minuten. Ein guter Risotto muss cremig und trotzdem körnig sein.

4 Die Hälfte des Käses unter den fertigen Risotto mischen.

5 Die Petersilie waschen, trocknen, fein hacken und über den Risotto streuen. Den restlichen Käse separat dazu bei Tisch reichen.

Pro Portion
3069/732 kJ/kcal • 17 g Eiweiß
25 g Fett • 102 g Kohlenhydrate
12 g Ballaststoffe
14 mg Cholesterin

Hähnchen orientalisch

1 Das Hähnchen unter fließendem kaltem Wasser innen und außen waschen, trockentupfen und in 8 Teile zerlegen. Salzen und mit Zitronensaft beträufeln.

2 Die Safranfäden zerkrümeln und in etwas Wasser einlegen.

3 Zwiebeln abziehen und in Scheiben schneiden. Knoblauch abziehen und ganz belassen. Ingwerwurzel dünn schälen und fein reiben oder durch eine Knoblauchpresse drücken.

4 In einem Mörser Kümmel, Koriander und Kreuzkümmel fein zermahlen.

5 Öl in einer Pfanne mit Deckel erhitzen und die Zwiebeln darin anschwitzen. Knoblauch und Ingwer kurz mitdünsten. Safran und die Gewürze unterrühren.

6 Die Hähnchenteile einlegen und in den Gewürzen mehrmals wenden. 150 Milliliter heißes Wasser, Ananassaft und Zitronenschale zufügen und alles zugedeckt 50 Minuten bei niedriger Hitze garen.

7 Koriandergrün oder Petersilie waschen, trocknen und klein zupfen. Die Oliven kurz abspülen, halbieren und nach Bedarf entsteinen. Zum Hähnchen geben, abschmecken und das Gericht weitere 10 Minuten garen. Sofort servieren.

Pro Portion

3910/933 kJ/kcal • 72 g Eiweiß
61 g Fett • 7 g Kohlenhydrate
3 g Ballaststoffe
281 mg Cholesterin

Variante Wenn man statt des Hähnchens Putenfleisch nimmt, kann das Gericht von allen Blutgruppen verzehrt werden.

Tipp Zu dieser Hähnchenpfanne passt sehr gut Spinat mit Rosinen (siehe Seite 78). Als Beilage schmeckt auch Dinkel-Fladenbrot. Dafür je 50 Gramm Dinkelmehl und -flocken, $1/8$ Liter Wasser, 1 Esslöffel Olivenöl, je $1/2$ Teelöffel Salz und Kreuzkümmelpulver verrühren, quellen lassen. Ein Backblech einfetten und den Teig darauf dünn verstreichen, die Oberfläche rautenförmig einschneiden. Im Backofen bei 200 °C (Umluft 180 °C, Gas Stufe 3–4) etwa 15 Minuten backen.

Geeignet für die
Blutgruppen 0 und A

Für 4 Portionen

- 1 Hähnchen (etwa 1,5 kg)
- Salz
- Saft von 1 Zitrone
- $1/4$ TL Safranfäden
- 2 rote Zwiebeln
- 6 Knoblauchzehen
- 2 cm frische Ingwerwurzel
- 1 TL Kümmelsamen
- 1 TL Koriandersamen
- 1 TL Kreuzkümmelpulver (Kumin)
- 2 EL Olivenöl
- 3 EL Ananassaft oder -konfitüre
- abgeriebene Schale von 1 unbehandelten Zitrone
- 1 Hand voll frisches Koriandergrün oder glatte Petersilie
- 200 g grüne Oliven

■ *Zubereitungszeit:*
95 Minuten

Geeignet für alle Blutgruppen

Für 4 Portionen

- 150 g Hirse
- $^{1}/_{2}$ l Gemüsebrühe oder Wasser
- Salz
- 1 Zwiebel
- 2 EL Olivenöl
- 3 Möhren
- 200 g Sellerie
- 1 TL Currypulver

Außerdem:

- 1 Hand voll glatte Petersilie

■ *Zubereitungszeit: 50 Minuten*

Hirsotto mit Gemüse

1 Hirse erst kalt, dann heiß abspülen, abtropfen lassen und zwischen zwei Küchenhandtüchern trocknen. In einer Pfanne ohne Fett 5 bis 10 Minuten darren, dabei öfter umrühren.

2 Brühe oder Salzwasser aufkochen und die Hirse darin 15 Minuten bei schwacher Hitze zugedeckt ausquellen lassen.

3 Zwiebel hacken und in etwas Öl anschwitzen. Möhren und Sellerie waschen, schälen, grob raspeln.

4 Zwiebel und Gemüse unter den Hirsebrei mischen, würzen und 10 Minuten leise kochen lassen; wenn nötig noch etwas Flüssigkeit nachgießen.

5 Petersilie hacken. Das restliche Öl unterrühren und mit Petersilie bestreuen.

Pro Portion

894/213 kJ/kcal • 4 g Eiweiß
2 g Fett • 29 g Kohlenhydrate
8 g Ballaststoffe
0 mg Cholesterin

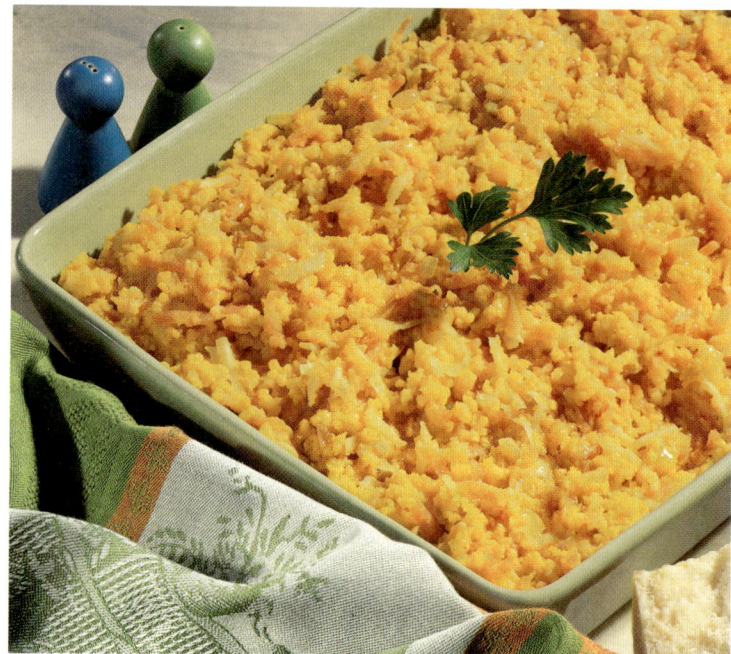

Der Hirsotto lässt sich auch sehr gut mit geriebenem Käse, je nach Typ und Geschmack, überbacken.

Zwiebelauflauf

1 Die Tomaten überbrühen, häuten und würfeln. Tofu fein zerdrücken. Zwiebeln abziehen und in Scheiben schneiden.

2 Öl erhitzen und die Zwiebeln darin glasig dünsten, herausnehmen und zur Seite stellen. Im verbliebenem Öl den Tofu anbraten, mit Sojasauce, Kreuzkümmel und Ingwer würzen und das Tomatenmark einrühren. Tomaten zugeben, Mehl darüber stauben und unterrühren. Mit Brühe und eventuell Rotwein aufgießen und 5 Minuten schmoren lassen.

3 Backofen auf 200 °C (Umluft 180 °C, Gas Stufe 3–4) vorheizen.

4 Die Zwiebeln unter den Pfanneninhalt mischen, nach Bedarf etwas Flüssigkeit einrühren. Die Zwiebelmischung in einer ungefetteten Auflaufform verteilen.

5 Mozzarella in Scheiben schneiden und darüber verteilen. Etwa 25 Minuten überbacken, bis der Käse verläuft.

6 Schnittlauch waschen, in Ringe schneiden. Vor dem Servieren auf den Auflauf streuen.

7 Dazu passt am besten Salat.

Pro Portion

1391/333 kJ/kcal • 16 g Eiweiß
20 g Fett • 19 g Kohlenhydrate
9 g Ballaststoffe
6 mg Cholesterin

Geeignet für die
Blutgruppen 0 und AB

Für 4 Portionen

- 4 Tomaten
- 400 g Tofu
- 4 große Gemüsezwiebeln
- 4 EL Olivenöl
- 2 EL Sojasauce
- 1 TL Kreuzkümmelpulver (Kumin)
- Ingwerpulver
- 2 EL Tomatenmark
- 1 EL feines Dinkelmehl
- 150 ml Gemüsebrühe
- 2 EL Rotwein nach Bedarf
- 1 Kugel Mozzarella
  (aus Büffelmilch)

Außerdem:
- 1 Bund Schnittlauch

■ *Zubereitungszeit: 60 Minuten*

Kürbispüree

1 Kürbis mit Schale in etwa 2 Zentimeter große Würfel schneiden. Die Zwiebeln abziehen und fein schneiden.

2 Das Öl erhitzen und die Zwiebeln darin anschwitzen. Currypulver mitrösten, Kürbisfleisch und Zitronenschale einlegen und die Gemüsebrühe angießen. Alles in etwa 15 Minuten weich dünsten.

3 Das Gemüse mit einem Mixstab pürieren. Saure Sahne und den Zitronensaft unterrühren. Leicht salzen und nach Bedarf mit Öl beträufeln.

Pro Portion

300/70 kJ/kcal • 2 g Eiweiß
3 g Fett • 8 g Kohlenhydrate
1,5 g Ballaststoffe
0 mg Cholesterin

Geeignet für die
Blutgruppen A und AB

Für 4 Portionen

- 600 g Kürbis (Hokkaido)
- 2 Zwiebeln
- 1 EL Olivenöl
- 1 TL Currypulver
- Schale und Saft von
  1 unbehandelten Zitrone
- 200 ml Gemüsebrühe
- 4 EL saure Sahne
- Salz
- Kürbiskernöl

■ *Zubereitungszeit: 30 Minuten*

**Geeignet für die
Blutgruppen 0 und B**

Für 4 Portionen

- 300 g Basmati-Reis
- Salz
- 4 große Möhren
- 2 Scheiben Ananas
- 2 cm frische Ingwerwurzel
- 2 EL Olivenöl
- 2 EL Currypulver
- 150 ml Ananassaft
- 1 EL Honig
- 2 Bananen

Außerdem:

- 4 EL Mandeln

■ *Zubereitungszeit:
75 Minuten*

**Geeignet für alle
Blutgruppen**

Für 4 Portionen

- 3 EL Rosinen
- 2 EL Walnüsse
- 800 g Spinat
- Olivenöl
- Salz

Außerdem:

- frisch geriebene Muskatnuss
  (A, B, AB) oder Zimtpulver
  (A, AB)

■ *Zubereitungszeit:
20 Minuten*

Möhren-Bananen-Curry

1 Den Reis waschen und 30 Minuten in Wasser einweichen. Einweichwasser abgießen, den Reis mit 600 Milliliter frischem Wasser aufkochen, etwas Salz zugeben und den Reis bei schwacher Hitze ausquellen lassen.

2 Möhren waschen, schälen und in Scheiben schneiden. Ananas würfeln. Ingwerwurzel dünn schälen, fein reiben oder zerdrücken.

3 Das Öl in einer Pfanne erhitzen und das Currypulver darin unter Rühren anrösten. Möhren, Ananas und Ingwer zufügen, mit Ananassaft ablöschen, mit Salz und Honig würzen und alles zusammen 30 Minuten leise kochen lassen.

4 Mandeln mit heißem Wasser überbrühen und abziehen. Grob hacken und ohne Fett rösten.

5 Die Bananen schälen und in Scheiben schneiden. 10 Minuten vor Ende der Garzeit auf das Curry legen und mitziehen lassen; sie sollen nicht zerfallen.

6 Die Mandeln über das Curry geben. Mit dem Reis servieren.

Pro Portion
2257/139 kJ/kcal • 9 g Eiweiß
14 g Fett • 87 g Kohlenhydrate
7 g Ballaststoffe
0 mg Cholesterin

Spinat mit Rosinen

1 Rosinen waschen, in warmem Wasser einweichen und abtropfen lassen. Walnüsse grob hacken und ohne Fett rösten.

2 Spinat waschen, verlesen, grob hacken, bei schwacher Hitze im zugedeckten Topf zusammenfallen lassen und weich dämpfen. Abgießen.

3 Öl erhitzen, Spinat, Rosinen und Walnüsse unterrühren. Mit Salz und Muskatnuss würzen.

Pro Portion
656/157 kJ/kcal • 7 g Eiweiß
8 g Fett • 12 g Kohlenhydrate
5 g Ballaststoffe
0 mg Cholesterin

Variante Diese Beilage passt gut zu Hähnchen orientalisch. Außer für B kann man statt der Walnüsse Pinienkerne zugeben.

Kalbfleisch mit Okraschoten

1 Das Fleisch wie für Gulasch würfeln. Zwiebeln abziehen und klein schneiden. Paprikaschoten waschen, putzen, das Fruchtfleisch in Streifen schneiden.

2 Öl in einem breiten Topf erhitzen und das Fleisch darin von allen Seiten anbraten. Zwiebeln und Paprika zufügen. Die Hitze reduzieren, Fleisch salzen und Paprikamark einrühren. So viel heißes Wasser angießen, dass der Boden gut bedeckt ist. Zugedeckt 2 Stunden schmoren.

3 In der Zwischenzeit die Okraschoten am Stielansatz, dort wo der schwarze Punkt ist, mit einem scharfen Messer wie einen Bleistift spitz zuschneiden, ohne die Frucht zu verletzen. Die Schoten waschen und trockentupfen. Mit Salz und Zitronensaft würzen. 45 Minuten vor Ende der Garzeit seitlich in den Topf legen – nicht unter das Ragout rühren! – und mitschmoren.

4 Petersilie waschen, trocknen und fein hacken. Sobald die Okras weich sind, das Gericht abschmecken und die Petersilie darüber streuen. Dazu passt am besten Brot, mit dem man die Sauce gut aufstippen kann.

Pro Portion

1740/416 kJ/kcal • 46 g Eiweiß
19 g Fett • 8 g Kohlenhydrate
7 g Ballaststoffe
142 mg Cholesterin

Variante Wenn Sie das Kalbfleisch gegen Lammfleisch austauschen und die Paprikaschoten gegen Tomaten, erhalten Sie ein Gericht, das für Typ 0 und AB geeignet ist.

Info Okra ist eine Schotenfrucht aus der Familie der Malvengewächse. Das ursprünglich in Äthiopien beheimatete Gemüse heißt auf Englisch Lady's Finger, auf Französisch Gombo. Es schmeckt leicht süßlich, und sein Saft verleiht den Gerichten eine typisch sämige Konsistenz. Deshalb sollte man darauf achten, dass dieser Saft beim Putzen nicht austritt. Kaufen Sie keine Okras mit stacheliger Haut, sondern nur kleine Früchte mit zartem Flaum, die Sie dann frisch zubereiten.

Geeignet für die
Blutgruppen 0 und B

Für 4 Portionen

- 800 g Kalbfleisch
- 2 große Zwiebeln
- 2 kleine rote Paprikaschoten
- 4 EL Olivenöl
- Salz
- 2 EL Paprikamark
- 750 g Okraschoten
- 2 EL Zitronensaft

Außerdem:
- 1 Bund glatte Petersilie

■ *Zubereitungszeit:*
   150 Minuten

Für 4 Portionen

- 1 kg frische Sardinen
- Salz
- 3 große saftige unbehandelte Zitronen
- 100 g grüne Oliven
- Olivenöl
- 30 g Pinienkerne
- 200 ml Weißwein und/oder Gemüsebrühe
- 40 g Dinkelbrösel

- *Zubereitungszeit:
  50 Minuten*

Überbackene Sardinen

1 Die Sardinen vom Händler putzen und ausnehmen lassen. Kopf, Mittelgräte und Schwänze sollten entfernt werden.

2 Die Sardinen vor der Zubereitung unter fließendem kaltem Wasser säubern, trockentupfen und salzen.

3 Die Zitronen waschen und in dünne Scheiben schneiden. Die Oliven abspülen, nach Bedarf entsteinen und in feine Streifen schneiden.

4 Eine feuerfeste Form mit 2 Esslöffel Öl ausfetten. Die Zutaten in der Reihenfolge Sardinen, Zitronenscheiben, Olivenstreifen und Pinienkerne einschichten und nach den Pinienkernen jeweils etwas Öl darüber träufeln. Die Flüssigkeit zugießen und großzügig Öl darüber träufeln. Die Mischung mit Brotbröseln bestreuen und erneut Öl darüber träufeln.

5 Den Backofen auf 190 °C (Umluft 170 °C, Gas Stufe 3) vorheizen. Die Form in den Backofen stellen und die Sardinen darin etwa 30 Minuten backen, bis sich eine goldbraune Kruste gebildet hat.

6 Zu diesem Gericht passt am besten Brot und ein leichter frischer, vielleicht sogar etwas bitterer Salat.

Pro Portion

1400/334 kJ/kcal • 34 g Eiweiß
11 g Fett • 12 g Kohlenhydrate
2 g Ballaststoffe
113 mg Cholesterin

Varianten Sardinen sind zwar grundsätzlich für alle Blutgruppen geeignet, Typ B darf allerdings weder Oliven noch Pinienkerne essen. Soll jemand mit dieser Blutgruppe trotzdem mitessen dürfen, dann können Sie mit anderen Zutaten wie beispielsweise Knoblauch und Nüssen experimentieren und das Gericht leicht abwandeln.

Info Sardinen werden rund ums Mittelmeer vielfältig zubereitet, meist in Kombination mit frischen Kräutern, Knoblauch und Zwiebeln. Petersilie, Rosmarin, Oregano oder Basilikum passen geschmacklich sehr gut dazu.

Gemüse-Auflauf

1 Den Mangold waschen und verlesen. Die Möhren und die Fenchelknollen waschen, putzen und schälen. Den Staudensellerie waschen, putzen und die groben Fäden mit einem Messer abziehen. Das Gemüse in dünne Streifen beziehungsweise Scheiben schneiden. Die Knoblauchzehen abziehen und durch eine Knoblauchpresse drücken.

2 Die Hälfte vom Öl in einer Pfanne erhitzen. Gemüse und Knoblauch darin anschwitzen, mit Salz und Cayennepfeffer würzen und höchstens 5 Minuten unter Rühren dünsten. Von der Kochstelle nehmen.

3 Den Feta in kleine Würfel schneiden und unter das Gemüse mischen.

4 Die Gemüse-Käse-Mischung in eine Auflaufform füllen.

5 Für die Sauce das restliche Öl in einem Topf erhitzen. Das Mehl darüber stäuben und unter Rühren mit einem Schneebesen darin hell anschwitzen. Zunächst die Brühe oder den Wein, dann die Reismilch einrühren. Alles zum Kochen bringen, die Hitze reduzieren und kurz leise kochen lassen; bei Bedarf noch etwas Reismilch einrühren. Den Pecorino-Käse darüber streuen, mit Salz und Muskatnuss würzen. Die Sauce über das Gemüse gießen.

6 Den Backofen auf 210 °C (Umluft 190 °C, Gas Stufe 4) vorheizen. Den Auflauf darin etwa 30 Minuten backen.

7 Das Basilikum waschen, trocknen und zerpflücken. Über den Auflauf streuen.

Pro Portion

2525/603 kJ/kcal • 33 g Eiweiß
41 g Fett • 14 g Kohlenhydrate
7 g Ballaststoffe
82 mg Cholesterin

Variante Der Auflauf eignet sich auch für Typ AB, dann allerdings ohne Cayennepfeffer.

Tipp Als Beilage passen Dinkel-Baguettes mit Kräutern dazu. Diese Brote werden aus Dinkelmehl, Hefe, Salz, Olivenöl, Wasser und beliebigen Kräutern hergestellt.

Geeignet für die Blutgruppen A und B

Für 4 Portionen

- 400 g Mangold
- 4 Möhren
- 2 Fenchelknollen
- 2 Staudensellerie
- 4 Knoblauchzehen
- 4 EL Olivenöl
- Salz
- Cayennepfeffer
- 400 g Feta
- 2 EL feines Dinkelmehl
- 1/8 l Gemüsebrühe oder Weißwein
- 1/8 l Reismilch natur (Bioladen)
- 80 g frisch geriebener Pecorino
- frisch geriebene Muskatnuss
Außerdem:
- 1 Hand voll frische Basilikumblätter

■ *Zubereitungszeit: 60 Minuten*

Für 4 Portionen

- 4 Kabeljaufilets à 150–200 g
- Saft von 1 Zitrone
- Salz
- 3 Zwiebeln
- 1 kleiner Kopf Brokkoli
- 3 Möhren
- 2 Scheiben Ananas
- 2 cm frische Ingwerwurzel
- 4 EL Olivenöl
- $1/8$ l Gemüsebrühe oder Weißwein
- 2 Lorbeerblätter
- Cayennepfeffer

Nach Bedarf:
- feines Dinkelmehl

■ *Zubereitungszeit:
60 Minuten*

Für 4 Portionen

- Salz
- 8 EL Essig
- 8 gut gekühlte Eier

Knoblauchsauce:
- 4 Knoblauchzehen
- Salz
- 500 g Joghurt (aus Kuhmilch)
- 1 Hand voll frische Minzeblätter

■ *Zubereitungszeit:
35 Minuten*

Pikanter Gemüse-Fisch

1 Fischfilets unter fließendem kaltem Wasser waschen und trockentupfen. Mit Zitronensaft beträufeln und salzen.
2 Zwiebeln abziehen und in Scheiben schneiden. Brokkoli waschen, in Röschen teilen und die dicken Stiele in Scheiben schneiden. Möhren waschen, schälen und in Scheiben schneiden. Ananas würfeln. Ingwer dünn schälen und fein stifteln.
3 In einem Topf die Hälfte vom Öl erhitzen und die Zwiebeln darin anschwitzen. Brokkoli, Möhren, Ananas und Ingwer zufügen. Die Flüssigkeit angießen, die Lorbeerblätter einlegen und mit Salz und Cayennepfeffer würzen. Bei schwacher Hitze zugedeckt 20 Minuten dünsten.
4 In der Zwischenzeit das restliche Öl in einer Pfanne erhitzen und die Fischfilets natur – oder mit wenig Mehl bestäubt – goldbraun braten. Herausnehmen, auf Teller legen und das Gemüse darauf platzieren.

Pro Portion
1247/299 kJ/kcal • 32 g Eiweiß
13 g Fett • 8 g Kohlenhydrate
4 g Ballaststoffe
85 mg Cholesterin

Pochierte Eier

1 Für die Sauce den Knoblauch abziehen und in einem Mörser mit Salz zu einer glatten Paste verreiben.
2 Den Joghurt glattrühren und dabei die Knoblauchpaste unterarbeiten. Minze waschen, trocknen und fein hacken.
3 In einem Topf 1 Liter Wasser mit 1 Esslöffel Salz und Essig aufkochen. Die Eier einzeln aufschlagen, nacheinander in das siedende Wasser gleiten lassen und 3 Minuten pochieren. Herausheben und in lauwarmes Salzwasser legen, damit sie schön weich bleiben.
4 Die pochierten Eier auf der Knoblauchsauce anrichten. Dazu passen Pellkartoffeln.

Pro Portion
1062/253 kJ/kcal • 17 g Eiweiß
17 g Fett • 3 g Kohlenhydrate
0 g Ballaststoffe
494 mg Cholesterin

Gegrillte Fischspießchen

1 Fisch unter fließendem kaltem Wasser waschen. In mundgerechte Stücke teilen und in eine Form legen.

2 Petersilie waschen, trocknen und fein hacken. Aus Öl, Zitronensaft, Salz und Petersilie eine Marinade rühren. Die Fischstücke darin 3 Stunden an kühlem Ort marinieren.

3 Paprikaschoten waschen, putzen und in Achtel schneiden. Zwiebeln abziehen, achteln und in einzelne Schichten teilen.

4 Fischstücke abwechselnd mit Zwiebelstücken (A) oder mit Zwiebeln und Paprika-Achteln (0 und B) auf Spieße stecken und mit der Marinade bepinseln.

5 Den Backofen auf Grillstufe vorheizen. Die Spieße darin grillen, bis der Fisch gar ist.

Pro Portion

1690/402 kJ/kcal • 48 g Eiweiß
16 g Fett • 9 g Kohlenhydrate
4 g Ballaststoffe
175 mg Cholesterin

Geeignet für die Blutgruppen 0, A und B

Für 4 Portionen

- 800–1000 g Rotbarsch
- 1 Bund glatte Petersilie
- 2 EL Olivenöl
- Saft von 1 Zitrone
- Salz
- 3 grüne Paprikaschoten
- 6 rote Zwiebeln

■ **Zubereitungszeit: 40 Minuten Marinierzeit: 3 Stunden**

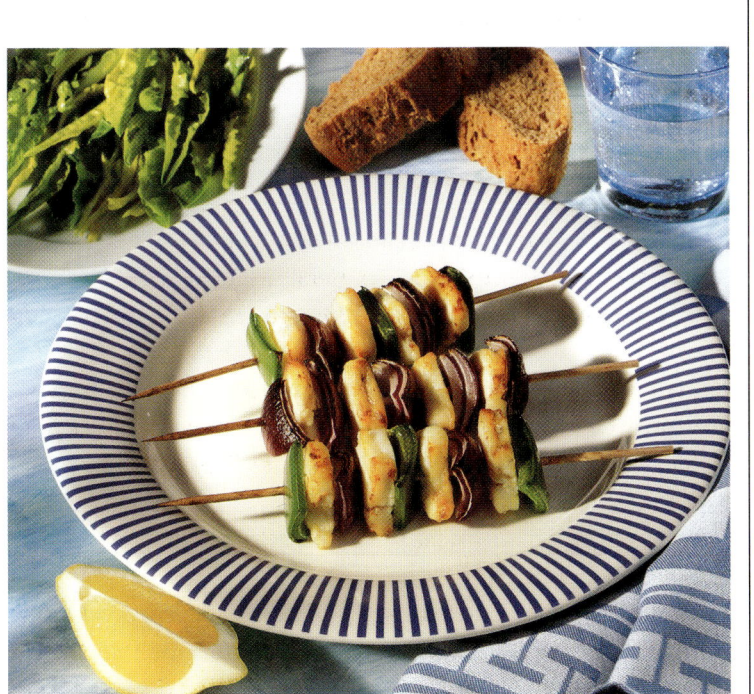

Zu den Fischspießchen passt bestens ein Löwenzahnsalat mit Olivenöl und Zitronensaft sowie knuspriges Dinkelbaguette.

Für 4 Portionen

- 4 Scheiben Zackenbarsch
  à 150–200 g
- Saft von 1 Zitrone
- Salz
- 25 g Rosinen
- 400 g kleine Petersilienwurzeln
- 800 g Zwiebeln
- 5–7 Knoblauchzehen
- 400 g Mangold
- 1 Bund frische Petersilie
- 150 ml Olivenöl
- 100 ml Weißwein
- 15 g Pinienkerne

■ ***Zubereitungszeit:
65 Minuten***

Gratinierter Zackenbarsch

1 Den Fisch unter fließendem kaltem Wasser waschen und trockentupfen. Mit Zitronensaft beträufeln und salzen.

2 Die Rosinen in warmem Wasser einweichen. Die Petersilienwurzeln waschen, bei Bedarf schälen und in feine Scheiben schneiden. In einen Topf geben und in wenig Wasser mit einer Prise Salz und einem Spritzer Zitronensaft versehen bei schwacher Hitze etwa 15 Minuten dünsten.

3 Die Zwiebeln und die Knoblauchzehen abziehen und fein hacken. Den Mangold waschen, putzen und in Streifen schneiden. Die Petersilie waschen, trocknen und mit den Stielen grob hacken.

4 In einer weiten feuerfesten Pfanne das Öl erhitzen und die Fischscheiben von beiden Seiten goldbraun braten. Herausnehmen, warm stellen.

5 Im verbliebenen Öl die Zwiebeln anbraten, Knoblauch zugeben und mitschwitzen. Mangold und Petersilie zufügen, salzen und 10 Minuten dünsten. Die Petersilienwurzelscheiben auf dem Gemüse verteilen. Die Fischscheiben auflegen, den Weißwein angießen und zum Schluss die abgetropften Rosinen und die Pinienkerne darüber verteilen.

6 Den Backofen auf 190 °C (Umluft 170 °C, Gas Stufe 3) vorheizen.

7 Das Fischgratin in den heißen Backofen stellen und etwa 25 Minuten backen. Dazu passt am besten frisches Brot oder körnig gekochter Reis.

Pro Portion

2936/701 kJ/kcal • 46 g Eiweiß
42 g Fett • 21 g Kohlenhydrate
9 g Ballaststoffe
140 mg Cholesterin

Varianten Zackenbarsch ist für alle Blutgruppen geeignet. Sie können bei diesem Gericht je nach Typ mit dem Gemüse variieren, zum Beispiel für 0 und AB Tomaten statt Mangold nehmen, für B und AB Kartoffeln statt Petersilienwurzeln. Für Esser der Blutgruppen 0, A und AB können Sie die Pinienkerne gegen Mandeln austauschen.

Reis-»Fondue«

1 Für den Risotto die Zwiebeln abziehen und fein schneiden.

2 In einem breiten schweren Eisentopf das Öl erhitzen und die Zwiebeln unter Rühren darin glasig dünsten.

3 Den Reis zugeben, salzen und unter Rühren anschwitzen, bis er das gesamte Fett aufgesogen hat. Mit etwas Brühe ablöschen. Mit einer Schöpfkelle immer nur so viel heiße Brühe über den Reis geben, dass er gerade bedeckt ist und unter ständigem Rühren abwarten, bis die Brühe ganz aufgesogen ist. Erst dann wieder Brühe nachgießen und diesen Vorgang wiederholen, bis die Brühe aufgebraucht ist und der Reis zwar weich, aber noch bissfest ist. Das dauert etwa 20 Minuten.

4 Inzwischen die Beilagen entsprechend vorbereiten.

5 Den fertigen Risotto sofort im zugedeckten Topf, am besten auf einer Wärmplatte, in die Mitte des Tisches stellen. Die Beilagen ringsherum gruppieren. Jeder bedient sich beim Essen nach und nach mit kleinen Portionen Risotto, bestreut ihn mit Käse und versammelt dazu auf seinem Teller nach Gusto, was ihm zuträglich ist. Dazu passt ein frischer, leicht angemachter gemischter Blattsalat mit vielen frischen Kräutern.

Pro Portion

1665/399 kJ/kcal • 8 g Eiweiß
2 g Fett • 81 g Kohlenhydrate
2 g Ballaststoffe
0 mg Cholesterin

Variante Sie können die Zutaten für dieses »Fondue« so zusammenstellen, dass alle Blutgruppen mitessen dürfen. Auch warme Beilagen sind natürlich möglich. Wenn es nicht streng vegetarisch sein muss, lässt sich der Risotto auch wunderbar mit Fisch, Meeresfrüchten und Fleisch ergänzen. Bei diesem Essen können Sie nach Herzenslust experimentieren.

Tipp Diese Art, das Essen bei Tisch zu präsentieren eignet sich auch gut zur Resteverwertung. Einfach alles, was den jeweiligen Bluttypen zuträglich ist, in Schälchen auf den Tisch stellen.

Geeignet für alle Blutgruppen

Für 4 Portionen

Risotto »Natur«:
- 2 Zwiebeln
- 6 EL Olivenöl
- 400 g Risotto-Reis (Vialone oder Carnaroli)
- Salz
- 1 l heiße Gemüsebrühe

Beilagen:
in Olivenöl und Gewürzen eingelegte Gemüse wie:
- Pilze, gedünstete Zwiebeln, rohe Knoblauchzehen
- getrocknete Tomaten (0, AB)
- gegarte Artischocken-herzen (0, A)
- gebratene Auberginen-scheiben (B, AB)
- gebratene Paprikastücke rot, grün und gelb (0, B)
- gekochte, in Ananassaft, Sojasauce und frischem Ingwer marinierte Möhren-scheiben
- grüne Chilischoten (alle außer AB)
- grüne Oliven (alle außer B)
- Kürbiskompott (alle außer B)
- Apfel-Ingwer-Meerrettich
- gehackte, ohne Fett geröstete Mandeln
- frisch geriebener Pecorino

■ *Zubereitungszeit: Risotto 30 Minuten*

85

Wenn Sie das Lammfleisch gegen Putenfleisch austauschen, ist das Currygericht für alle Bluttypen gleichermaßen bekömmlich.

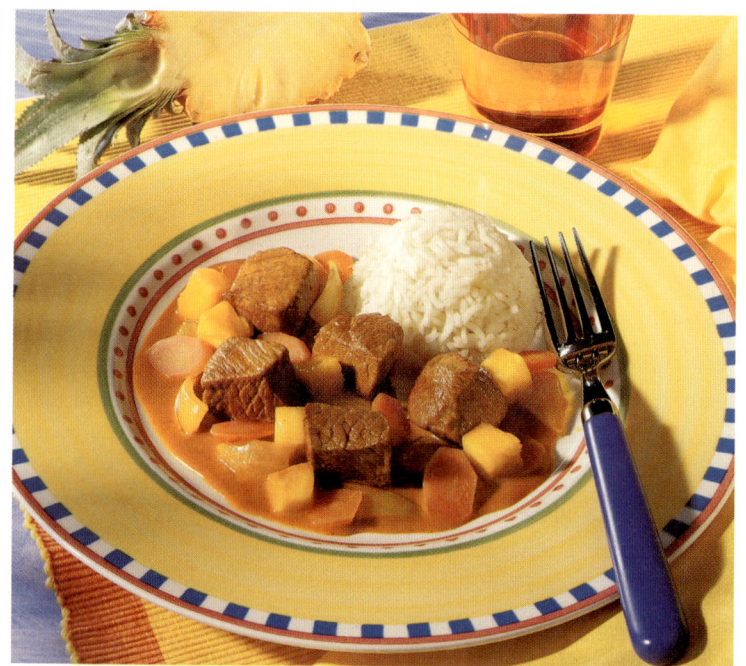

Geeignet für die Blutgruppen 0, B und AB

Für 4 Portionen

- 600 g ausgelöste Lammschulter
- 2 Zwiebeln
- 2 Möhren
- 2 cm frische Ingwerwurzel
- 2 Scheiben Ananas
- 2 EL Olivenöl
- Salz
- 1–2 TL Madras-Currypulver
- 1 EL feines Dinkelmehl
- abgeriebene Schale von 1 unbehandelten Zitrone
- 4 EL Ananassaft

■ *Zubereitungszeit: 40 Minuten*

Lamm-Curry

1 Das Fleisch säubern und in mundgerechte Stücke teilen.
2 Zwiebeln abziehen, achteln und die Schichten auseinanderdrücken. Möhren in Scheiben schneiden. Ingwer schälen und fein reiben. Ananas würfeln.
3 Öl erhitzen und die Zwiebeln darin anbraten. Fleisch rundum anbraten. Möhren kurz mitschwitzen. Mit Salz und Currypulver würzen.
4 Mit Mehl bestäuben und umrühren. Knapp mit Wasser bedecken, aufkochen und die Hitze reduzieren. Ingwer, Zitronenschale, Ananaswürfel und -saft zugeben. Bei schwacher Hitze leise kochen lassen lassen, bis das Fleisch weich ist.
5 Dazu passt Basmati- oder thailändischer Duftreis.

Pro Portion

1774/423 kJ/kcal • 29 g Eiweiß
26 g Fett • 9 g Kohlenhydrate
2 g Ballaststoffe
105 mg Cholesterin

Wok-Gemüse mit Tofu

1 Den Tofu in 2 Zentimeter große Würfel schneiden und in eine hohe Schale geben.

2 Ingwer schälen und fein reiben. Ananassaft, Sojasauce und Ingwer miteinander verrühren. Die Marinade über die Tofuwürfel geben und mindestens 3 Stunden einziehen lassen, dabei mehrmals wenden.

3 Die Pilze mit warmem Wasser bedecken und einweichen.

4 Nudeln in kaltem Wasser einweichen und abgießen. In sprudelndem Salzwasser 3 bis 5 Minuten kochen, abgießen, kalt abschrecken, abtropfen lassen.

5 Gemüse waschen, putzen und bei Bedarf schälen. Mangold und Sellerie in 2 Zentimeter breite Streifen, die Möhren schräg in Scheiben schneiden. Sojasprossen waschen.

6 Den durchgezogenen Tofu durch ein Sieb abgießen, abtropfen lassen und dabei die Marinade auffangen. Die Pilze abgießen, ausdrücken und ebenfalls in Streifen schneiden. Die Zwiebel abziehen und achteln. Koriander oder Petersilie waschen, trocknen und fein hacken.

7 Das Öl im Wok oder in einer großen schweren Pfanne erhitzen und die Zwiebel darin kurz anbraten. Das Gemüse zufügen, würzen und etwa 5 Minuten unter Rühren braten. An den Rand schieben, eventuell noch etwas Öl in die Mitte geben und die Tofuwürfel darin anbraten. Mit der Marinade ablöschen und alles miteinander verrühren. Zum Schluss die Nudeln unterheben, kurz erwärmen und alles mit den Kräutern bestreuen.

Pro Portion

1591/380 kJ/kcal • 19 g Eiweiß
12 g Fett • 44 g Kohlenhydrate
7 g Ballaststoffe
34 mg Cholesterin

Varianten Sie können das Gemüse je nach Typ und Gusto variieren und für eine nichtvegetarische Variante statt der Tofuwürfel auch Putenfleischstreifen marinieren und mitbraten. Wenn Sie kein Freund von Reisnudeln sind, lässt sich natürlich auch Reis, zum Beispiel gewürzt mit Curry und Rosinen, oder gekochter Dinkel als Beilage wählen.

Geeignet für alle Blutgruppen

Für 4 Portionen

- 300 g Tofu
- 2 cm frische Ingwerwurzel
- 4 EL Ananassaft
- 2 EL Bio-Tamari (Sojasauce)
- 1 Hand voll getrocknete Mu-Err-Pilze
- 200 g dünne chinesische Reisnudeln (Asienladen)
- 400 g Mangold
- 2 Stangen Staudensellerie
- 2 Möhren
- 100 g Sojasprossen
- 1 Zwiebel
- 1 Hand voll frische Koriander- oder Petersilienblätter
- 2 EL Olivenöl
- Salz
- je $1/2$ TL Koriander- und Gelbwurzpulver (Kurkuma)

■ *Zubereitungszeit: 45 Minuten Marinierzeit: 3 Stunden*

Desserts

Niemand möchte und muss auf die Süße des Lebens verzichten, auch nicht beim Essen. Wer keinen weißen Zucker verwenden will, kann mit Honig oder Vollrohrzucker süßen oder stattdessen Obst bzw. Trockenfrüchte verwenden.

Orientalisches Reis-Dessert

Geeignet für die Blutgruppen 0 und AB

Für 4 Portionen

- ¹/₂ TL Safranfäden
- 1 EL Rosenwasser (türkische Läden, Apotheke)
- 50 g Rundkornreis
- 150 g Vollrohrzucker
- 1 TL Reismehl
- 25 g Pinienkerne
- 1 TL Kardamompulver
- 25 g Korinthen

■ *Zubereitungszeit: 45 Minuten Einweichzeit: 12 Stunden*

1 Den Safran etwa 12 Stunden im Rosenwasser einweichen.

2 Den Reis waschen. 250 Milliliter Wasser zum Kochen bringen, den Reis zufügen, aufkochen und bei sehr schwacher Hitze in etwa 30 Minuten weich kochen. Dabei den Zucker nach und nach zugeben, so bleibt der Reis weich.

3 Safranwasser einrühren und den Reis erneut aufkochen.

4 Reismehl mit 2 Esslöffel warmem Wasser verquirlen. Unter Rühren nach und nach in die Reismasse einarbeiten. Alles zu-

sammen weitere 5 Minuten leise kochen lassen.

5 Das Dessert in Portionsschalen füllen und abkühlen lassen.

6 Pinienkerne ohne Fett in einer Pfanne rösten. Das abgekühlte Dessert mit Kardamompulver bestreuen und mit den Pinienkernen und Korinthen garnieren. Sofort servieren.

Pro Portion

1075/257 kJ/kcal • 3 g Eiweiß
3 g Fett • 53 g Kohlenhydrate
1 g Ballaststoffe
0 mg Cholesterin

Varianten Dieses Dessert ist mit kleinen Variationen für alle Blutgruppen geeignet. Außer für 0 und B können Sie statt Kardamom Zimt nehmen oder für alle Nelkenpulver. Statt der Pinienkerne eignen sich auch Mandeln oder Nüsse. Für B und AB lässt sich das Dessert mit Granatapfelkernen verfeinern.

Info Vollrohrzucker ist der getrocknete, unraffinierte Saft des Zuckerrohrs. Aufgrund seines leicht karamellartigen Geschmacks eignet er sich sehr gut zum Süßen von Desserts.

Kürbis-Kompott

1 Kürbis waschen, achteln, mit einem Löffel das faserige Innere und die Samen herauskratzen. Das Fruchtfleisch in Würfel schneiden.
2 Das Kürbisfleisch mit 100 Milliliter Wasser sowie mit Zitronen- und Ananassaft übergießen. Zugedeckt etwa 12 Stunden Saft ziehen lassen.
3 Am nächsten Tag die Flüssigkeit abgießen und mit Honig, Nelken, Kardamom und der Zitronenschale aufkochen. Das Kürbisfleisch zugeben und bei mittlerer Hitze leise kochen lassen, bis es glasig ist; das dauert etwa 15 Minuten.

Pro Portion
851/202 kJ/kcal • 2 g Eiweiß
0,3 g Fett • 48 g Kohlenhydrate
1 g Ballaststoffe
0 mg Cholesterin

Variante Dieses Dessert können Sie warm oder kalt servieren, je länger es durchzieht, desto pikanter schmeckt es. Wenn Sie gleich mehr davon kochen, lässt sich das Kompott, noch heiß in Twist-off-Gläser gefüllt, über mehrere Wochen im Dunkeln aufbewahren.

Geeignet für die
Blutgruppen 0, A und AB

Für 4 Portionen

- 1 Muskat-Kürbis (500 g Fruchtfleisch)
- 100 ml Zitronensaft
- 100 ml Ananassaft
- 200 g Honig
- 3 Nelken
- 3 zerstoßene Kardamomkapseln
- Schale von 1 unbehandelten Zitrone

■ *Zubereitungszeit:*
35 Minuten
Ruhezeit: 12 Stunden

Gebratene Bananen

1 Die Mandeln in einer Pfanne ohne Fett rösten.
2 Den Backofen auf 220 °C (Umluft 200 °C, Gas Stufe 4–5) vorheizen. Käse in eine feuerfeste Form setzen und auf oberster Schiene überbacken, bis er zu bräunen beginnt.
3 In der Zwischenzeit die Bananen schälen und längs halbieren. In einer Pfanne die Butter erhitzen und die Bananenhälften darin von beiden Seiten goldbraun braten.
4 Bananen und Käselaibe auf Tellern anrichten. Mit Honig beträufeln, die Mandeln darüber streuen und heiß servieren.

Pro Portion
1452/348 kJ/kcal • 9 g Eiweiß
17 g Fett • 36 g Kohlenhydrate
6 g Ballaststoffe
30 mg Cholesterin

Geeignet für die
Blutgruppen 0 und B

Für 4 Portionen

- 4 EL gehackte Mandeln
- 4 junge kleine Ziegenfrischkäse
- 4 Bananen
- 2 EL Butter
- 2 EL Honig

■ *Zubereitungszeit:*
35 Minuten

**Geeignet für die
Blutgruppen A, B und AB**

Für 4 Portionen

- 8 getrocknete Feigen
- 60 g Walnüsse
- 500 g griechischer Joghurt
- 4 EL Honig

■ *Zubereitungszeit:
15 Minuten*

**Geeignet für die
Blutgruppen A und AB**

Für 4 Portionen

- 125 g altbackenes Dinkelbrot
- 2 EL Rapsöl
- 250 g Schattenmorellen
- 150–200 g Vollrohrzucker
- 1 Zimtstange
Außerdem:
- Joghurt, saure Sahne oder
Crème fraîche

■ *Zubereitungszeit:
45 Minuten*

Joghurt-Walnuss-Dessert

1 Feigen waschen und fein würfeln. Walnüsse klein hacken.
2 Feigen unter den Joghurt rühren. Honig darüberträufeln und mit Walnüssen bestreuen.

Pro Portion
1308/313 kJ/kcal • 9 g Eiweiß
8 g Fett • 47 g Kohlenhydrate
5 g Ballaststoffe
15 mg Cholesterin

Varianten Wenn man für dieses Gericht Joghurt aus Schafsmilch nimmt, kann sogar Typ 0 mitessen. Mit den Nüssen können Sie je nach Typ variieren, statt Honig schmeckt auch Ahornsirup gut dazu.

Brotpudding mit Kirschen

1 Das Brot in Scheiben schneiden. Das Öl in einer Pfanne erhitzen und das Brot darin goldbraun braten, es darf aber nicht hart werden. Die Scheiben herausnehmen, auf Küchenkrepp entfetten und in eine feuerfeste Form mit Deckel legen.
2 Die Kirschen waschen und entsteinen. In einen Topf 200 Milliliter Wasser, Zucker und Zimt geben, die Kirschen einlegen und ohne Deckel bei schwacher Hitze 10 Minuten leise kochen lassen.

3 Die heißen Kirschen mit ihrem Saft über die gerösteten Brotscheiben gießen. Den Deckel auflegen und den Inhalt der Form kurz noch einmal aufkochen. Abkühlen lassen.
4 Das Dessert mit Joghurt, saurer Sahne oder Crème fraîche servieren.

Pro Portion
1541/368 kJ/kcal • 4 g Eiweiß
8 g Fett • 70 g Kohlenhydrate
4 g Ballaststoffe
3,5 mg Cholesterin

Variante Dieses Dessert ist auch für Typ 0 geeignet, sofern der Zimt ausgetauscht wird, etwa gegen Muskatnuss-, Nelken- oder Korianderpulver, und der Pudding statt mit Kuhmilchprodukten mit Sojasahne oder Joghurt aus Schafsmilch angerichtet wird.

Ingwer-Äpfel

1 Die Äpfel waschen, dünn schälen, das Kerngehäuse ausstechen und das Fruchtfleisch in nicht zu dünne Scheiben schneiden.

2 Die Ingwerwurzel dünn schälen und fein reiben oder durch eine Knoblauchpresse drücken.

3 Die Apfelringe in einen Topf schichten. Ingwer, Zitronenschale und Apfeldicksaft zufügen, mit Salz und Nelkenpulver würzen. Alles mit Wasser bedecken und bei schwacher Hitze garen; die Apfelringe dürfen auf keinen Fall zerfallen.

4 Die Apfelringe auf einer Platte anrichten und in die Mittellöcher jeweils 1 Teelöffel Preiselbeeren geben. Mit gehackten Nüssen bestreuen. Warm servieren.

Pro Portion

448/104 kJ/kcal • 1 g Eiweiß
3 g Fett • 18 g Kohlenhydrate
3 g Ballaststoffe
0 mg Cholesterin

Geeignet für alle Blutgruppen

Für 4 Portionen

- 4 große säuerliche Äpfel (zum Beispiel Boskop)
- 2 cm frische Ingwerwurzel
- abgeriebene Schale von 1 unbehandelten Zitrone
- 1 EL Apfeldicksaft
- Salz
- Nelkenpulver

Außerdem:
- Preiselbeerkompott oder -konfitüre
- 40 g Nüsse je nach Typ

■ *Zubereitungszeit: 40 Minuten*

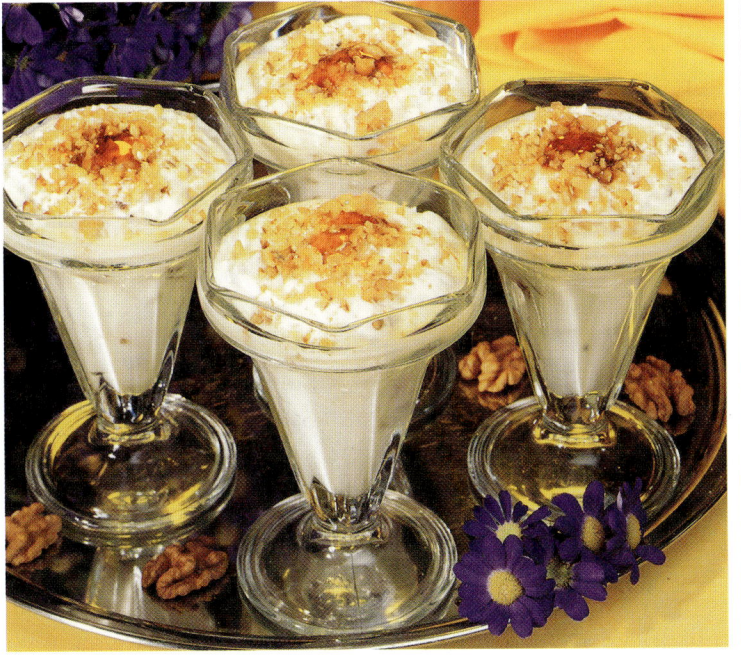

Das cremige Joghurt-Walnuss-Dessert ist im Handumdrehen zubereitet und für fast alle Blutgruppen bekömmlich.

Für 4 Portionen

- 175 g getrocknete Feigen
- 175 g getrocknete Pflaumen
- 175 g getrocknete Aprikosen
- 50 g Sultaninen
- 2 cm frische Ingwerwurzel
- 2 EL Ahornsirup
- 2 EL Apfeldicksaft
- 2 EL ganze Mandeln
- 3 EL Rosenwasser (türkische Läden, Apotheke)

■ *Zubereitungszeit: 40 Minuten Einweichzeit: 2 Stunden*

Trockenobst-Potpourri

1 Die Früchte waschen, abtropfen lassen und in eine Schüssel geben. Mit 1 Liter warmem Wasser bedecken und mindestens 2 Stunden einweichen.

2 Die Ingwerwurzel dünn schälen und fein reiben oder durch eine Knoblauchpresse drücken.

3 In einem Topf das Einweichwasser der Früchte mit Ahornsirup, Apfeldicksaft und Ingwer aufkochen. Das Obst zugeben und alles 20 Minuten leise kochen lassen. 5 Minuten vor Ende der Garzeit die Mandeln zufügen.

4 Den Topf von der Kochstelle nehmen und das Rosenwasser einrühren. Die Früchte in dem Saft mehrere Stunden ziehen lassen. Das Kompott zimmerwarm servieren.

Pro Portion

1840/440 kJ/kcal • 6 g Eiweiß

1 g Fett • 92 g Kohlenhydrate

15 g Ballaststoffe

0 mg Cholesterin

Variante Für Typ 0 und A können Sie dieses Dessert mit Granatapfelkernen garnieren, Typ B und AB bekommen geröstete Pinienkerne. Statt Ahornsirup passt Honig genauso gut dazu, und die Mandeln lassen sich durch andere typgerechte Nüsse ersetzen.

Für 4 Portionen

- 2 cm frische Ingwerwurzel
- 1 Hand voll frische Minzeblätter
- 750 g frisches Obst (z. B. Blaubeeren/Aprikosen; Kiwi/Ananas; Preiselbeeren/Kirschen)
- 4 EL Honig
- 8 frische, reife Feigen

■ *Zubereitungszeit: 40 Minuten*

Fruchtmus mit Feigen

1 Ingwer schälen, fein reiben. Minze waschen, trockentupfen. Obst waschen, putzen und nach Bedarf schälen und zerkleinern.

2 Wenig Wasser mit Ingwer und Honig aufkochen. Topf beiseite ziehen, den Großteil der Minzeblätter einlegen.

3 Die Früchte zugeben und alles mit einem Mixstab zu einem schaumigen Mus pürieren.

4 Feigen waschen, schälen und je zwei in die Mitte eines Tellers setzen. Mit Fruchtmus umgeben und mit den restlichen Minzeblättern garnieren.

Pro Portion

686/164 kJ/kcal • 2 g Eiweiß

0,76 g Fett • 35 g Kohlenhydrate

6 g Ballaststoffe

0 mg Cholesterin

Hirse-Pudding

1 Die Hirse unter fließendem Wasser erst kalt, dann heiß waschen. ½ Liter Wasser aufkochen und die Hirse darin bei schwacher Hitze zugedeckt 20 Minuten ausquellen lassen.
2 Die restlichen Zutaten untermischen. Bei schwacher Hitze 15 Minuten quellen lassen.

3 Den Hirsepudding etwas abkühlen lassen. Mit frischem Obst oder Kompott servieren.

Pro Portion
2604/623 kJ/kcal • 12 g Eiweiß
29 g Fett • 72 g Kohlenhydrate
13 g Ballaststoffe
44 mg Cholesterin

Varianten Sie können den Pudding auch mit Kirschsaft servieren, statt der Mandeln Haselnusskerne verwenden. Wird das Dessert nur für Typ A und AB zubereitet, darf auch mit Vanille gewürzt werden und eine Zimtstange mitziehen. Die fruchtigen Beilagen lassen sich ganz nach Typ und Geschmack variieren.

Geeignet für die
Blutgruppen A, B und AB

Für 4 Portionen
- 250 g Hirse
- 100 g Rosinen
- 100 g gemahlene Mandeln
- 5 Nelken
- Ingwer- und Muskatnusspulver
- 2 EL Honig oder Ahornsirup
- je ¼ l fettarme Milch und (saure) Sahne
Außerdem:
- frische Kirschen oder Zwetschgenröster (siehe Rezept Seite 94)

■ *Zubereitungszeit:*
45 Minuten

Kompott mit Mozzarella

1 Sultaninen und Aprikosen waschen. Mit 1 Liter warmem Wasser bedecken und mindestens 2 Stunden einweichen.
2 Früchte, Einweichwasser und Zucker aufkochen, 10 Minuten bei schwacher Hitze leise kochen lassen. Abkühlen lassen.
3 Den Backofen auf 220 °C (Umluft 200 °C, Gas Stufe 4–5) vorheizen. Den Mozzarella in 4 dicke Scheiben schneiden, in

eine feuerfeste Form geben und im Backofen auf oberster Schiene überbacken, bis er zerläuft.
4 Die heißen Käsescheiben auf vorgewärmten Tellern verteilen und mit Kompott anrichten.

Pro Portion
1190/284 kJ/kcal • 3 g Eiweiß
3 g Fett • 60 g Kohlenhydrate
3 g Ballaststoffe
6 mg Cholesterin

Geeignet für alle
Blutgruppen

Für 4 Portionen
- 100 g Sultaninen
- 50 g getrocknete Aprikosen
- 150 g Vollrohrzucker
- 1 Kugel Mozzarella (aus Büffelmilch)

■ *Zubereitungszeit:*
30 Minuten
Einweichzeit: 2 Stunden

Variante Statt Mozzarella können Sie auch Schafs- oder Ziegenkäse gratinieren und zum Kompott reichen.

Für 4 Portionen

- 500 g Maronen (Esskastanien)
- $^{1}/_{4}$ l Soja- oder Reismilch
- 2 EL Apfeldicksaft
- Salz
- 300 g Joghurt
- 2 Eiweiß

■ *Zubereitungszeit:*
  55 Minuten

Maronencreme

1 Die Maronen auf der gewölbten Seite mit einem scharfen Messer kreuzweise einritzen und auf ein Backblech setzen. Im Backofen bei 200 °C (Umluft 180 °C, Gas Stufe 3–4) 20 bis 30 Minuten rösten, bis die Schale aufplatzt. Die Maronen schälen, die Samthaut abreiben.
2 Die Soja- oder Reismilch in einen Topf füllen, Apfeldicksaft einrühren und salzen. Die Maronen darin bei mittlerer Hitze weich kochen. Fein pürieren.

3 Den Joghurt unter die leicht abgekühlte Maronenmasse rühren. Eiweiß zu Eischnee steif schlagen, unter die Maronenmasse ziehen und die Creme kalt stellen.
4 Zu der kalten Maronencreme passt warmer Zwetschgenröster.

Pro Portion
1640/392 kJ/kcal • 17 g Eiweiß
9 g Fett • 56 g Kohlenhydrate
11 g Ballaststoffe
9 mg Cholesterin

Variante Sie können die Maronencreme auch mit Obst, etwa mit Brombeeren, Kirschen, Preiselbeeren, Aprikosen oder Ananas, je nach Typ und Saison, zubereiten. Dafür 500 Gramm Obst weich kochen, durch ein Sieb passieren und mit Joghurt, Eischnee und Gewürzen nach Geschmack zubereiten.

Zwetschgenröster

Für 4 Portionen

- 200 g Zwetschgen
- 1 Stück Zimtrinde
- 3 Nelken
- 2 EL Vollrohrzucker

■ *Zubereitungszeit:*
  15 Minuten

1 Die Zwetschgen waschen, halbieren und entsteinen.
2 In einer Kasserolle mit Zimt, Nelken und Zucker halbweich rösten. Wenig Wasser angießen.

Pro Portion
169/41 kJ/kcal • 0 g Eiweiß
0 g Fett • 10 g Kohlenhydrate
1 g Ballaststoffe
0 mg Cholesterin

Variante Der Zwetschgenröster eignet sich bestens als Ergänzung zu vielen Desserts für alle Blutgruppen. Allerdings muss Typ 0 auf Zimt verzichten; für ihn oder für alle können Sie das Gericht stattdessen mit frischem Ingwer würzen.

Über die Autorin

Barbara Wurzel M. A. hat u. a. Publizistik und Psychologie studiert und eine mehrjährige Ausbildung als medizinisch geprüfte, ganzheitliche Ernährungsberaterin absolviert. Sie arbeitet freiberuflich als Journalistin und Sachbuchautorin mit den Themenschwerpunkten Gesundheit, Ernährung, Kochen, Reisen, Natur, Psychologie und Lebenshilfe.

Danksagung

Die Autorin bedankt sich bei der Heilpraktikerin Eva Müller für die hilfreichen Tipps aus der Praxis. Frau Müller bietet auch Seminare zur Blutgruppendiät an. Interessenten können sie unter folgender Adresse errreichen: Endorfer Str. 10, 83083 Riedering-Söllhuben, Tel: 0 80 36/30 61 06

Hinweis

Das vorliegende Buch ist sorgfältig erarbeitet worden. Dennoch erfolgen alle Angaben ohne Gewähr. Weder Autorin noch Verlag können für eventuelle Nachteile oder Schäden, die aus den im Buch gemachten praktischen Hinweisen resultieren, eine Haftung übernehmen.

Literaturnachweis

d'Adamo, Peter: 4 Blutgruppen. Vier Strategien für ein gesundes Leben. Piper Verlag, München und Zürich 1999
Steiner, Rudolf: Blut ist ein ganz besonderer Saft. Rudolf Steiner Verlag, Dornach 1982
Zittlau, Jörg: Die Ideal-Diät für Ihre Blutgruppe. Econ & List Verlag, München 1998

Bildnachweis

Bilderberg, Hamburg: 39 (Frieder Blickle); Image Bank, München: 4, 44 (Romilly Lockyer), 14 (Yellow Dog Prods), 21, 27 (Nino Mascardi), 32 (Anthony Johnson); Südwest Verlag, München: 7 (Heidi Velten); TLC Foto-Studio GmbH, Velen-Ramsdorf: Titel; Tony Stone, München: U4 (Thomas del Brase), 1 (Chris Harvey), 6 (Jon Riley), 15 (Laurence Monneret), 20 (Erik Dreyer); Karin Skogstad, München: 50, 59, 62, 69, 76, 83, 86, 91

Impressum

© 2000 Südwest Verlag, München, in der Econ Ullstein List Verlag GmbH & Co. KG, München
(2. Auflage)

Alle Rechte vorbehalten. Nachdruck – auch auszugsweise – nur mit Genehmigung des Verlags.

Redaktion:
Dr. Ute Paul-Prößler
Projektleitung:
Susanne Kirstein
Bildredaktion:
Ute Schoenenburg
Produktion:
Manfred Metzger (Leitung)
Annette Aatz
Dr. Erika Weigele
Umschlag:
Heinz Kraxenberger, München
DTP:
satz & repro Grieb, München
Druck:
Peschke Druck, München
Bindung:
Oldenbourg, München

Printed in Germany

Gedruckt auf chlor- und säurearmem Papier

ISBN: 3-517-06187-5

Rezepteregister

Sachregister